만성콩팥병

3단계

(GFR 30~59)를 위한

식사가이드

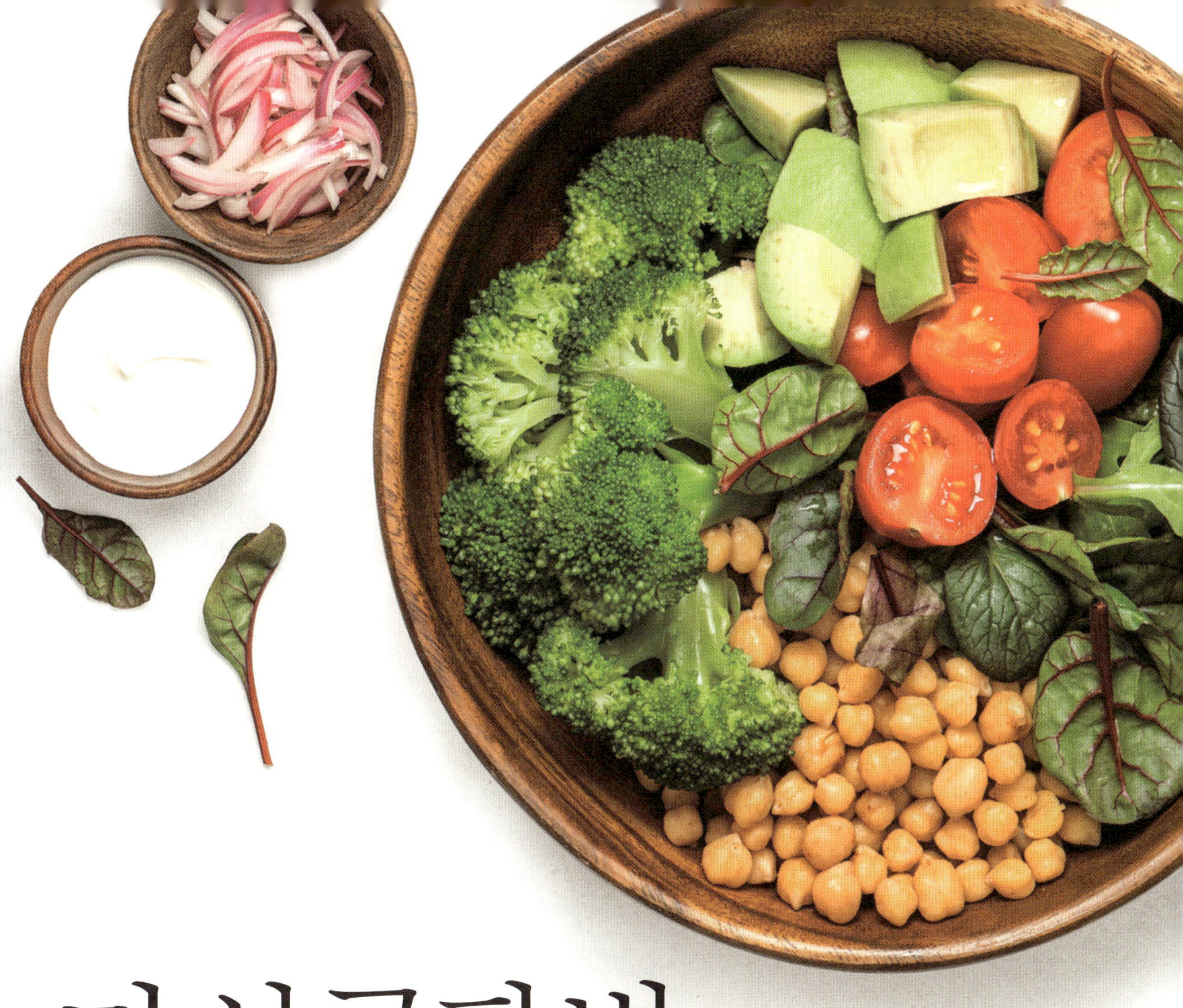

만성콩팥병 3단계 (GFR 30~59)를 위한 식사가이드

젠틀뉴트리 지음

만성콩팥병 3단계: 사구체여과율(eGFR 30~59mL/min/1.73m^2)의 콩팥을 지키는 최신 식사 가이드

좋은땅

저희는 만성콩팥병 환자분들이 식사 때문에 겪는 어려움을 지켜보며 늘 안타까운 마음을 느껴 왔습니다. 특히 아직 3단계에 해당하는 환자분들이 반드시 필요하지 않은 상황에서도 칼륨 제한식을 따르느라 힘들어하는 경우가 많았습니다. 실제로 혈액검사 결과가 정상임에도 불구하고, 인터넷이나 주변에서 들은 이야기만을 근거로 과일과 채소를 충분히 섭취하지 못하고, 일부는 저칼륨 과일이나 채소만 제한적으로 먹는 모습을 흔히 볼 수 있습니다. 그 결과 영양 불균형에 빠지고, 식사에 대한 두려움과 괴로움이 커져 삶의 질이 떨어지게 됩니다. 이러한 현실은 누구라도 안타깝게 느낄 수밖에 없습니다.

한편 해외에서는 만성콩팥병 식사요법이 이미 단계별로 정밀하게 구분되어 적용되고 있습니다. 예를 들어 3단계, 4단계, 투석 단계로 나누어 환자의 상태와 혈액검사 결과에 따라 세밀하게 영양 지침이 달라집니다. 이러한 접근은 불필요한 제한을 줄이고, 환자 개개인의 삶과 건강을 지키는 데 훨씬 효과적입니다. 그러나 국내에서는 아직도 "콩팥병 = 무조건 칼륨과 인 제한"이라는 단순화된 인식이 남아 있어, 많은 환자분들이 불필요한 식사 제한으로 고통을 받고 있습니다.

저희는 이 부분을 바로잡고자 했습니다. 정확한 정보를 바탕으로 각 단계에 맞는 식사법을 이해하고 실천할 수 있도록 돕고 싶었습니다. 무엇보다도, "무엇을 먹지 말아야 한다."는 두려움에서 벗어나 "어떻게 하면 더 균형 잡힌 식사를 할 수 있을까?"라는 긍정적인 방향으로 나아가기를 바랐습니다.

이 책은 바로 그런 마음에서 출발했습니다. 최신 가이드라인과 과학적 근거를 토대로, 만성콩팥병 3단계 환자분들에게 꼭 필요한 식사 원칙과 실천 방법을 담았습니다. 이를 통해 식사 때문에 겪는 괴로움이 조금이라도 줄어들고, 독자분들이 식탁 앞에서 더 이상 불안해하지 않기를 바랍니다.

저희는 이 책이 단순히 영양 지침을 나열하는 데 그치지 않고, 독자분들이 건강한 식생활을 통해 다시금 삶의 즐거움을 회복하는 데 작은 길잡이가 되기를 소망합니다. "제대로 알고 실천하는 식사 관리"가 신장을 지키는 가장 큰 힘이 될 것임을 믿습니다.

젠틀뉴트리 일동

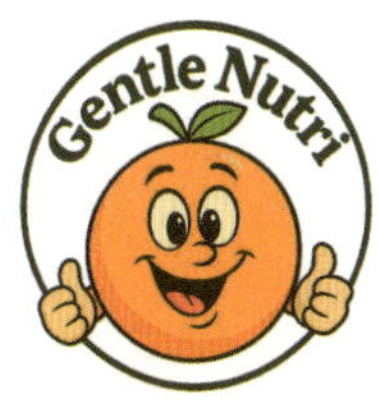

목차

프롤로그 4

1장 콩팥병과 식이요법

콩팥은 무슨 일을 하나요? 10
콩팥병 단계와 식사요법 13
만성콩팥병 3단계의 영양관리 15

2장 환자 사례

잡곡밥 먹어도 될까요? 20
단백뇨가 있는데 단백질 섭취를 줄여야 하나요? 22
해독주스, 콩팥 혈관이 좋아질까요? 26
염분 조절과 단백뇨가 상관이 있나요? 29

3장 질문으로 풀어 보는 영양소 이야기

탄수화물 32
단백질 39
지질(지방) 44
칼륨 47
인 55
나트륨 60
물 그리고 음료 65

<table>
<tr><td colspan="2">4장　식사 일기 평가</td></tr>
<tr><td>나의 적정체중 찾기</td><td>70</td></tr>
<tr><td>내가 섭취해야 할 단백질 양은?</td><td>73</td></tr>
<tr><td>만성콩팥병 3단계 단백질 권장섭취량</td><td>75</td></tr>
<tr><td>식사 일기로 단백질 섭취량 계산해 보기</td><td>76</td></tr>
</table>

<table>
<tr><td colspan="2">5장　식품교환표로 만드는 균형 잡힌 식단</td></tr>
<tr><td>나의 식품교환표 만들기</td><td>85</td></tr>
<tr><td>만성콩팥병 열량별 식품교환단위 배분표</td><td>90</td></tr>
<tr><td>신장질환 식품교환표</td><td>94</td></tr>
<tr><td>식품교환표를 이용한 식단 작성</td><td>95</td></tr>
<tr><td>식품교환표로 식단 짜기</td><td>96</td></tr>
<tr><td>만성콩팥병 식단 1</td><td>98</td></tr>
<tr><td>만성콩팥병 식단 2</td><td>101</td></tr>
<tr><td>나의 식단 만들기</td><td>104</td></tr>
</table>

<table>
<tr><td colspan="2">6장　신장질환의 식품교환표</td></tr>
<tr><td>곡류군</td><td>110</td></tr>
<tr><td>어육류군</td><td>114</td></tr>
<tr><td>채소군</td><td>121</td></tr>
<tr><td>지방군</td><td>126</td></tr>
<tr><td>우유군</td><td>129</td></tr>
</table>

과일군 131

열량보충군 135

7장 외식 종류별 영양성분

간편식 139

단품식 140

면류 143

간식 145

8장 식단과 요리

만성콩팥병 3단계의 식사 원리 148

칼륨 제거법 150

인 제거법 152

칼륨·인 식품 안내 153

저염식(1-1-1) 155

저염식 실천 요령 4가지 158

저염식 레시피 159

고칼륨 곡류군을 저칼륨으로 바꾼 메뉴 183

만성콩팥병 3단계의 간식 코너 184

참고 자료 186

1장

콩팥병과 식이요법

콩팥은 무슨 일을 하나요? • 콩팥병 단계와 식사요법 • 만성콩팥병 3단계의 영양관리

콩팥은 무슨 일을 하나요?

■ **혈압을 조절합니다**

콩팥은 단순히 소변만 만드는 기관이 아니라, 우리 몸의 혈압을 일정하게 유지하는 중요한 역할을 합니다. 콩팥은 '레닌'이라는 호르몬과 여러 신호물질을 분비하여 혈관을 수축하거나 이완시키고, 염분과 수분의 양을 조절함으로써 혈압이 너무 높거나 낮지 않게 균형을 잡습니다.

☞ 만약 콩팥이 건강하지 않으면 이러한 조절 기능이 약해져 쉽게 혈압이 높아지고, 결국 고혈압이 만성콩팥병을 더 악화시키는 악순환으로 이어질 수 있습니다.

■ **몸속 물을 조절합니다**

우리가 물이나 음료를 마시면 그중 필요한 양만을 몸속에 남기고, 나머지는 소변으로 내보내는 것이 바로 콩팥의 역할입니다. 콩팥은 하루에도 수백 리터 이상의 혈액을 걸러내면서 수분의 균형을 섬세하게 맞추고 있습니다.

☞ 콩팥이 제 기능을 하지 못하면 몸속에 불필요한 물이 쌓여 얼굴이나 손발이 붓고, 심한 경우에는 폐에 물이 고여 숨이 차는 폐부종까지 생길 수 있습니다.

■ **전해질을 조절합니다**

전해질은 몸속에서 전기를 띠는 물질로, 근육이 움직이고 심장이 박동하는 데 꼭 필요합니다. 대표적인 전해질에는 나트륨, 칼륨, 칼슘, 마그네슘 등이 있습니다. 콩팥은 이 전해질이 지나치게 많거나 적지 않도록 조절합니다.

☞ 콩팥이 전해질 균형을 제대로 맞추지 못하면 손발이 저리거나 근육 경련이 나타날 수 있고, 심한 경우 심장 박동이 불규칙해져 위험할 수 있습니다.

■ 뼈를 튼튼하게 합니다

콩팥은 뼈에 직접 작용하지는 않지만, 뼈 건강에 꼭 필요한 칼슘과 인의 균형을 맞추고 비타민 D를 활성화시켜 뼈를 튼튼하게 유지합니다.

☞ 콩팥이 건강하지 않으면 비타민 D 활성화가 줄어들고 칼슘·인의 균형이 깨져 뼈가 약해지고 잘 부러지기 쉬운 상태가 됩니다. 또한 칼슘이 뼈 대신 혈관이나 조직에 쌓여 혈관이 딱딱해지는 합병증이 생기기도 합니다.

■ 피가 잘 만들어지도록 돕습니다

우리 몸의 피는 골수에서 만들어지는데, 이때 콩팥에서 분비되는 '에리스로포이에틴'이라는 조혈호르몬이 반드시 필요합니다. 콩팥은 혈액 속 산소 농도를 감지하는데, 빈혈로 인한 산소 부족 시 이를 더 분비하여 골수에 "더 많은 피를 만들어라."라는 신호를 보냅니다.

☞ 하지만 콩팥이 망가지면 이 호르몬이 부족해져 피가 잘 만들어지지 않고, 결국 빈혈이 생겨 쉽게 피로하고 어지럽게 됩니다.

■ 몸의 산성과 염기를 맞춥니다

콩팥은 음식물 대사 과정에서 생기는 산성 물질을 소변으로 배설하고, 필요한 알칼리 물질은 보존하여 산-염기 균형을 유지합니다.

☞ 콩팥 기능이 떨어지면 몸이 점점 산성으로 기울어 '대사성 산증'이 생기고, 이로 인해 뼈가 약해지고 근육이 쉽게 손상될 수 있습니다.

■ **혈당을 조절합니다**

콩팥은 단순히 당을 걸러내는 역할뿐 아니라, 필요한 만큼 포도당을 새로 만들고(신생합성), 혈액에서 재흡수하며, 몸에서 적절히 활용될 수 있도록 돕습니다.

☞ 콩팥이 손상되면 이러한 기능이 약해져 혈당이 불안정해지고, 이미 당뇨병이 있는 환자의 경우 병이 더 악화될 수 있습니다.

■ **노폐물을 몸 밖으로 내보냅니다**

우리가 음식을 먹고 나면 단백질과 같은 영양소가 분해되면서 요소, 크레아티닌과 같은 노폐물이 생깁니다. 콩팥은 이러한 노폐물을 혈액에서 걸러내 소변으로 배설합니다.

☞ 콩팥이 망가지면 노폐물이 몸속에 쌓여 가려움증, 식욕 저하, 메스꺼움 같은 증상이 나타나며, 심하면 전신 건강에 큰 위협이 됩니다.

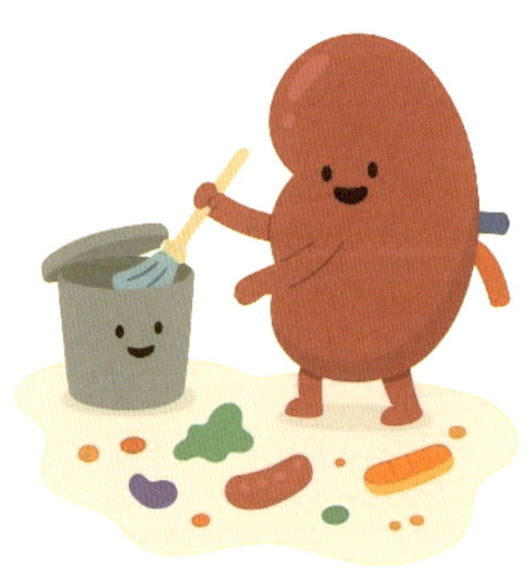

콩팥병 단계별 식사요법

단계(기)	사구체여과율 eGFR 수치(mL/min/1.73㎡)	단백질	나트륨, 인, 칼륨
콩팥병 1단계(1기)	≥ 90	체중 당 0.8~1.0g	저염식(나트륨 2,000mg 미만) 인(가공식품 주의) 칼륨 조절하지 않음
콩팥병 2단계(2기)	60-89	체중 당 0.8~1.0g	저염식(나트륨 2,000mg 미만) 인(가공식품 주의) 칼륨 조절하지 않음
만성콩팥병 3a단계(3기)	45-59	체중 당 0.8g	저염식(나트륨 2,000mg 미만) 정상혈청 인, 칼륨 수치를 유지하도록 개별화
만성콩팥병 3b단계(3기)	30-44	체중 당 0.8g	저염식(나트륨 2,000mg 미만) 정상혈청 인, 칼륨 수치를 유지하도록 개별화 *3a단계보다 주의요망!
만성콩팥병 4단계(4기)	15-29	체중 당 0.8g	저염식(나트륨 2,000mg 미만) 저인산식 저칼륨식
만성콩팥병 5단계(5기) 말기(투석 전)	< 15	체중 당 0.8g	저염식(나트륨 2,000mg 미만) 저인산식 저칼륨식
만성콩팥병 5단계(5기) 혈액투석	< 15 임상적 적응증에 따라 투석 시작	체중 당 1.0~1.2g	저염식(나트륨 2,000mg 미만) 저인산식 저칼륨식
만성콩팥병 5단계(5기) 복막투석	< 15 임상적 적응증에 따라 투석 시작	체중 당 1.0~1.2g	저염식(나트륨 2,000mg 미만) 저인산식 당질(탄수화물) 섭취량 조절

만성콩팥병 환자를 위한 영양섭취 권장량

열량(칼로리)	• 25~35kcal/kg • 대사적 스트레스, 동반 합병증, 과체중 또는 저체중, 전반적인 건강 목표에 따라 개별화
단백질	• 만성콩팥병: 0.8g/kg/day(체중 1kg당 하루 섭취량) • 대사 스트레스, 동반질환, 체중상태, 전반적인 건강 목표에 따라 개별화 • 식물성 단백질 권장
나트륨	• 2,000mg/day(하루 섭취량)
인	• 정상 혈청 수치를 유지하도록 개별화 • 식품에서 인의 흡수율을 고려
칼륨	• 정상 혈청 수치를 유지하도록 개별화 • 식품에서 칼륨의 흡수율을 고려 • 섬유질 섭취 증가 시 식품에서 칼륨 흡수율이 낮아질 수 있음
탄수화물	• 복합탄수화물과 통곡물을 권장 • 당뇨병 동반 시 혈당목표를 유지하도록 섭취 조절, 정제 탄수화물, 단순당 제한
지질	• 불포화지방(올리브 오일, 견과류 및 씨앗 오일, 아보카도 오일) 권장 • 포화지방, 트랜스 지방 및 동물성 지방 제한
비타민, 미네랄	• 필요시, 권장섭취량(DRI)에 맞춰 수용성 비타민 보충 • 기타 비타민, 무기질 보충은 개별화

만성콩팥병 3단계의 영양관리

만성콩팥병 3단계(사구체여과율: eGFR 30~59 mL/min/1.73m²)**를 위한 핵심 식사요법**

이 시기는 식사 관리가 무엇보다 중요한 때입니다.

신장은 우리 몸의 노폐물을 배설하고 체내 수분과 전해질 균형을 유지하는 핵심 장기입니다. 하지만 기능이 점차 떨어지면, 평소와 같은 식사 방식이 오히려 신장을 빠르게 악화시킬 수 있습니다. 특히 만성콩팥병 3단계(= 3기, 중등도 신장 기능 저하) 에서는 반드시 식생활 조절이 필요합니다.

이때의 식사요법은 단순하지 않고 섬세합니다. 인터넷이나 일부 자료에서는 "콩팥병은 무조건 칼륨과 인을 제한해야 한다."고 설명하기도 하지만, 이는 모든 단계에 적용되는 원칙이 아닙니다. 3단계에서 가장 중요한 것은 단백질 섭취 조절과 염분 제한입니다. 단백질을 과잉 섭취하면 요소와 크레아티닌 같은 노폐물이 증가하여 신장에 부담을 주며, 염분 섭취가 많으면 혈압 상승과 함께 신장 손상을 가속화할 수 있습니다.

반면, 칼륨이나 인은 정상 혈청 농도를 유지할 수 있도록 개별화하여 조절하는 것이 원칙입니다. 즉, 혈액검사에서 수치가 상승할 경우에는 제한이 필요하지만, 수치가 정상 범위라면 불필요하게 줄일 필요가 없습니다. 무조건 제한하게 되면 오히려 저칼륨혈증이나 저인산혈증이 생길 수 있고, 이로 인해 근육 소실, 피로감, 식욕부진 같은 영양 불균형 문제가 나타날 수 있습니다. 따라서 칼륨과 인은 '무조건 줄이는 영양소'가 아니라, 개인의 혈액검사 결과와 영양 상태에 따라 유연하게 조절해야 하는 영양소라는 점이 중요합니다.

이 책은 만성콩팥병 3단계 환자분들을 위해 지금 필요한 영양 조절이 무엇인지, 그리고 실제 식생활에서 어떻게 실천할 수 있는지를 구체적이고 실용적으로 안내합니다. 중요한 것은 "무엇을 줄여야 하는가?"가 아니라, "어떻게 지켜야 건강한 삶을 유지할 수 있는가?"입니다.

이 책을 통해 신장을 지키는 식사 관리가 어렵지 않고 충분히 실천 가능한 일이라는 확신을 가지시길 바랍니다.

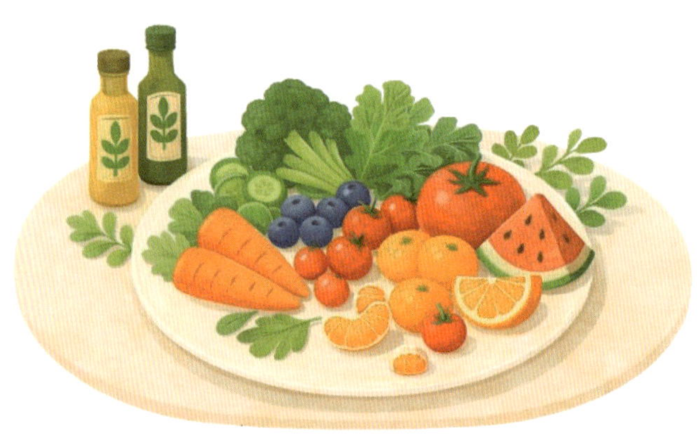

■ 첫 번째 원칙: 칼륨·인 무조건적 제한이 아닌, 개별화된 관리

칼륨은 과일과 채소에 풍부하며 항산화 성분과 식이섬유를 제공하여 건강에 도움이 됩니다. 혈중 칼륨이 정상이라면 칼륨을 무조건 줄일 필요는 없으며, 이러한 식품의 이점을 충분히 활용하는 것이 바람직합니다. 다만 고칼륨혈증이 있는 경우에는 조리 방법을 통해 칼륨을 낮추어 개별적으로 조절해야 합니다. 칼륨과 인은 자연식품에서 생체이용률이 낮으나, 가공식품이나 첨가 형태는 흡수율이 높으므로 주의하여 섭취해야 합니다.

■ 두 번째 원칙: 나트륨 섭취는 꼭 줄여야 한다

칼륨 제한이 완화되었지만, 나트륨은 여전히 줄여야 합니다. 나트륨은 혈압을 상승시키고, 심혈관계 질환의 위험을 높이며, 신장 기능 저하를 가속화시킬 수 있습니다. 하루 나트륨 섭취량은 2,000mg 이하, 즉 소금 기준으로 5g 미만으로 제한하는 것이 권장됩니다. 조리할 때는 소금이나 간장, 된장 등을 적게 사용하고, 가공식품과 인스턴트 음식을 피하는 것이 중요합니다. 신선한 재료로 만든 음식을 기본으로 하여, 천연 재료의 맛을 살리는 조리법을 활용하면

나트륨을 쉽게 줄일 수 있습니다.

■ 세 번째 원칙: 단백질 양을 정확히 알고 먹어야 한다

신장질환자의 단백질 섭취 기준은 질환 단계에 따라 달라집니다. 만성콩팥병의 사구체여과율(eGFR) 15~60mL/min/1.73m^{2}은 체중 1kg당 0.8g으로 단백질을 섭취하는 것이 적절합니다. 단백질이 부족하면 근육량이 감소하고 면역력이 약해지지만, 과하면 노폐물이 많이 생기고 콩팥에 부담을 주게 됩니다. 따라서 단백질을 적정량으로 꾸준히 섭취하는 것이 중요합니다. 이 책에서는 권장 섭취량을 실제 식단에 적용하는 방법을 구체적으로 배워 볼 것입니다.

2장

환자 사례

잡곡밥 먹어도 될까요? • 단백뇨가 있는데 단백질 섭취를 줄여야 하나요? • 해독주스, 콩팥 혈관이 좋아질까요? • 염분 조절과 단백뇨가 상관이 있나요?

잡곡밥 먹어도 될까요?

이름: 김미정(가명)

나이/직업: 50세, 전업주부

신체계측: 키 155cm, 체중 50kg, 활동량 보통

진단: 당뇨병성 만성콩팥병 3a단계(CKD G3a), 고혈압 동반

최근 혈액검사: eGFR 52, 칼륨 4.6 mEq/L(정상범위)

김미정 씨(50세)는 10년째 당뇨병을 앓고 있고, 최근 "콩팥 기능이 좀 떨어졌다."는 이야기를 듣고 대학병원 신장내과를 찾았다. 검사 결과 만성콩팥병 3a단계(G3a)로 진단되었고, 고혈압도 함께 조절 중이다. 의사에게서 "신장이 약해졌으니 식단 조절을 해야 한다."는 설명을 듣고는, 집에서 식단을 바꾸기로 결심했다. 나름 건강에 좋다고 생각해 현미밥, 채소 위주의 식사, 과일 간식 위주로 바꾸었다.

하지만 문제는 '칼륨'이었다. 며칠 뒤 인터넷에서 '고칼륨혈증이 심장마비를 일으킬 수 있다'는 내용을 보고 불안해졌다. "나는 칼륨 검사를 자주 안 받는데, 혹시 이렇게 채소 많이 먹다가 갑자기 심장이 멈추면 어떡하지?"라는 생각이 머리에서 떠나지 않았다.

김씨는 가족들 몰래 밥을 다시 흰쌀밥으로 바꾸고, 저칼륨채소를 골라 익혀서 먹기 시작했다. 그러면서도 "내가 이러다 영양결핍이 되는 건 아닐까?"라는 걱정도 함께 들기 시작했다. 결국, 식단에 대한 불안감이 너무 커져 콩팥병 교육을 받기 위해 병원 영양상담을 신청하게 되었다.

- 칼륨에 대한 걱정을 너무 앞서 할 필요는 없습니다. 김미정 씨처럼 콩팥병 3단계 진단을 받은 많은 환자들이 식단을 바꾸며 불안감을 호소합니다. 특히 "칼륨이 높아지면 심장에 치명적이다"는 정보는 환자에게 강한 공포심을 줄 수 있습니다. 하지만 이 단계에서의 칼륨 관리에 대해 몇 가지 중요한 점을 분명히 해 두는 것이 좋습니다.

칼륨 수치(mEq/L)	관리와 치료
3.5~5.0	정상 혈청 칼륨
5.0~5.5	칼륨 섭취 주의 필요
5.5 〈 (초과)	고칼륨혈증 치료 필요

■ 콩팥병 3a단계(eGFR 45~59)에서는 대부분 칼륨이 정상입니다

만성콩팥병 3a단계(G3a) 단계는 경도~중등도의 신기능 저하입니다. 대부분의 환자들은 칼륨 수치를 정상 범위 내에서 유지할 수 있으며, 갑작스러운 고칼륨혈증은 매우 드뭅니다. 칼륨 검사를 매번 하지 않더라도, 증상이 없으며, 이전 수치가 정상이었고, 고칼륨혈증을 유발할 수 있는 약제가 추가된 경우가 아니라면 크게 걱정할 필요는 없습니다.

■ 진료 시 칼륨조절식이가 필요한지 확인하세요

담당 의사와 신장수치, 칼륨수치를 보시고 칼륨조절식이가 필요한 상태인지 확인하세요. 조절이 필요한 단계가 아니라면, 식사만으로 심장마비를 유발할 정도의 고칼륨혈증을 유발하는 경우는 매우 드물기 때문에 과도하게 걱정할 필요는 없습니다.

단백뇨가 있는데 단백질 섭취를 줄여야 하나요?

- 이름: 이민우(가명)
- 나이/직업: 21세, 대학생
- 운동 습관: 고등학교 시절 웨이트 트레이닝 경험 있음. 현재는 운동량 적음
- 신체정보: 키 178cm, 체중 65kg
- 진단 병명: FSGS(국소 분절성 사구체 경화증)로 인한 만성콩팥병 3a단계(CKD G3a)
- 주요 증상: 체중 감소, 근육 감소, 피로감
- 최근 검사 소견: eGFR 55, 단백뇨(urine PCR) 약 0.8mg/mg Cr
- 혈압: 125/80 mmHg

이민우 씨는 평소 건강에 특별한 문제가 없다고 생각하며 지내던 21세 대학생이다. 운동을 좋아해 고등학생 때는 웨이트 트레이닝을 꾸준히 했지만, 최근엔 학업과 아르바이트로 운동을 거의 하지 못하고 있었다.

건강에 큰 이상이 없다고 여겼던 그는 군 입대를 위한 신체검사에서 예상치 못한 결과를 받게 된다. 소변검사에서 단백뇨가 지속적으로 확인되었고, 이후 정밀검사에서 FSGS로 인한 만성콩팥병 3a단계 진단을 받았고 현재는 향후 건강 관리에 집중하고 있다.

진단 이후, 식사 조절에 대한 지침을 받으며 단백질 섭취를 제한하라는 설명을 들었지만, 이민우 씨는 오히려 근육량이 줄고 체력이 떨어지는 걸 뚜렷하게 느끼고 있다. 거울 속 자신의 모습이 점점 말라 보이고, 밥을 먹어도 쉽게 피로해지는 상황에서, 과연 지금처럼 단백질을 줄이는 것이 맞는지 깊은 혼란을 겪고 있다.

■ 단백뇨 검사 종류

단백뇨 검사 종류	방법 및 의의
Dipstick 검사(=소변스틱검사) (소변 단백 정성검사)	소변에 시험지를 넣고 색 변화로 단백질 유무를 확인. 정확도가 떨어지고 요농축과 희석 상태에 따라 오차발생 가능.
24시간 소변 단백 정량검사	하루 동안 나오는 소변을 모두 모아서 총 단백질량을 측정. 정확도가 높지만 환자의 협조가 필요함.
소변 알부민/크레아티닌 비율 UACR(Urine Albumin to Creatinine Ratio)	1회 본 소변을 채취하여 알부민과 크레아티닌 비율측정. 당뇨병, 고혈압환자에서 조기 신장병 발견에 유용함.
소변 총단백/크레아티닌 비율 UPCR(Urine Protein to Creatinine Ratio)	1회 본 소변에서 단백질과 크레아티닌 농도비율측정. 전체 단백질 배출량을 반영, 24시간 요단백 검사의 대안으로 사용됨.

단백뇨는 신장질환을 나타내는 중요한 지표로, 그 양이 많을수록 만성콩팥병이 진행할 가능성이 높습니다. 따라서 단백뇨의 변화와 정도를 꾸준히 관찰하는 것이 매우 중요합니다. 단백질 보충이 필요한지를 평가하기 위해서는 24시간 소변 단백 정량검사 또는 1회 소변 단백·크레아티닌 비(PCR), 알부민·크레아티닌 비(ACR) 검사를 시행합니다. 이 중 24시간 소변 단백 정량검사가 가장 정확하지만, 실제 임상에서는 보다 간편한 소변 PCR이나 ACR 검사가 일반적으로 사용됩니다.

■ urine PCR이란?

urine PCR(mg/g Cr)	urine PCR(g/g Cr = mg/mg Cr)	해석
〈 150 (또는 0~200)	〈 0.15 (또는 0~0.2)	정상
≥ 150	≥ 0.15	단백뇨
〉 3,500	〉 3.5	신증후군 수준의 다량의 단백뇨

- urine PCR = 1일 단백뇨 배설량과 유사

- urine PCR = urine protein ÷ urine creatinine

- 단위: mg/g Cr 또는 g/g Cr(= mg/mg Cr)

■ 단백뇨가 나온다고 해서 무조건 더 먹으면 안 됩니다

단백뇨가 있다고 해도 단백질을 과하게 먹으면 오히려 노폐물이 쌓여 콩팥에 더 부담을 줄 수 있습니다. 콩팥병이 있는 사람은 단백질을 조절해서 먹는 것이 중요합니다.

■ 단백질은 '필요한 만큼' 섭취하는 것이 중요합니다

단백질을 전혀 안 먹는 것이 아니라, 몸에 필요한 최소한의 양은 유지해야 합니다. 만성콩팥병 3단계 환자의 경우, 체중 1kg당 0.8g의 단백질을 먹는 것이 권장됩니다. 이 정도 양이면 몸의 기능을 유지하면서도 콩팥에 무리가 가지 않도록 도울 수 있습니다.

■ 다음과 같은 경우에는 저단백식을 적용하지 않습니다

사구체여과율이 60mL/min/1.73㎡ 미만인 신증후군 환자 중에서도, 일부 환자에게는 저단백식을 적용하지 않는 것이 좋습니다. 하루 단백뇨가 15g 이상으로 매우 많거나, 전신성 루푸스나 혈관염 등과 같은 이화작용이 동반된 경우, 또는 스테로이드 치료를 받고 있는 환자들은 단백질 분해가 심하고 근육 손실 위험이 높기 때문에 저단백식이를 권고하지 않습니다. 또한 감염이 있거나 염증 반응으로 인해 대사항진 상태에 있는 환자에게 단백질을 과도하게 제한하면 오히려 영양불량을 악화시킬 수 있습니다.

■ 단백질 보충이 필요한 경우

만성콩팥병 환자는 단백뇨가 있더라도 단백질을 체중 1kg당 약 0.8g 정도로 제한하며, 식물성 단백질(콩류, 견과류, 곡류 등)을 중심으로 식단을 구성하는 것이 좋습니다. 다만 사구체여과율(eGFR)이 60mL/min/1.73m² 미만이면서 신증후군이 동반된 경우에는, 단백질 섭취를 체중 1kg당 0.8g으로 설정하되 단백뇨 3g을 초과하는 양에 대해서는 단백뇨 1g 증가마다 단백질 섭취량을 1g씩 추가합니다. 또한 체중 1kg당 35kcal의 충분한 열량을 공급하도록 합니다.

예) 환자 정보: 현재 몸무게 65kg, urine PCR 5.5g/g Cr

　　단백질 양: 0.8g × 65kg = 52g, + 2.5g(단백질 5.5g에서 3g 초과분) = 55g/day

　　열량: 35kcal × 65kg = 2275kcal/day

따라서 단백질 섭취량은 담당 의사와 임상영양사의 협의를 통해 신중하게 결정해야 하며, 보충이 필요한 경우에도 얼마나, 언제까지, 어떤 방식으로 보충할 것인지에 대한 명확한 기준과 계획이 필요합니다.

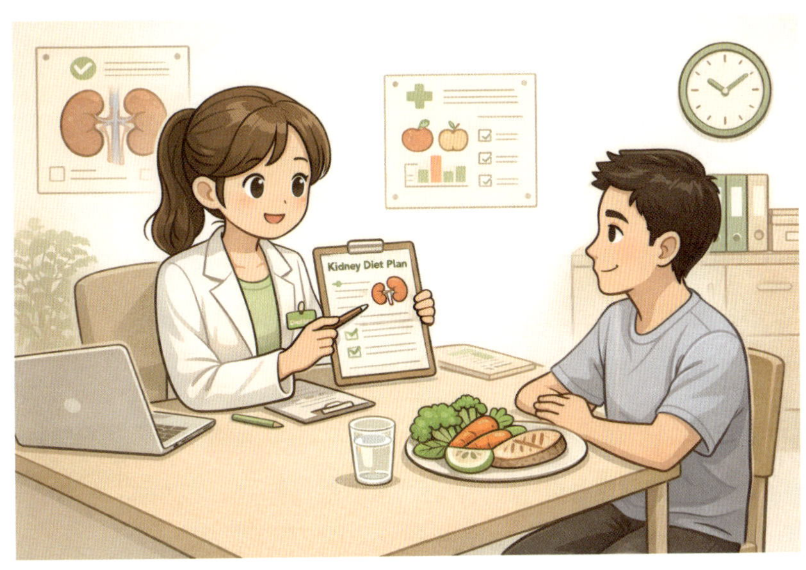

해독주스, 콩팥 혈관이 좋아질까요?

이름: 이수연(가명)

나이: 32세, 미술강사

신체계측: 키 165cm, 체중 60kg

진단: IgA 신증, 만성콩팥병 3b단계(CKD G3b)

최근 혈액검사: eGFR 33, 칼륨 5.4 mEq/L → 6.0 mEq/L

이수연 씨(32세)는 현재 만성콩팥병 3b단계(CKD G3b)로, 남아 있는 신기능을 지키기 위해 생활습관을 바꿔야 한다는 의사의 조언을 들었다. "콩팥병을 완전히 낫게 하는 특별한 약은 없다."는 말이 마음에 남아, 스스로 병을 회복시킬 방법을 찾기로 했다.

평소 건강과 자연요법에 관심이 많았던 그는 인터넷과 유튜브를 뒤지다 '해독주스가 혈관을 깨끗하게 하고 노폐물을 배출해 신장 기능에도 좋다'는 정보를 접했다. 그날부터 매일 아침 브로콜리, 키위, 케일, 양배추, 레몬을 갈아서 주스를 만들었다. 마실 때마다 몸이 정화되는 듯한 기분이 들었고, '이렇게만 하면 병이 좋아질지도 모른다'는 기대가 커졌다.

하지만 몇 주 뒤 정기 혈액검사에서 칼륨 수치가 기준치를 넘어섰고, 의사는 "이 주스 재료 대부분이 칼륨 함량이 높아 신장에 부담이 될 수 있다."고 설명했다. 건강을 위해 시작한 일이 오히려 콩팥을 더 힘들게 했을 수 있다는 불안이 몰려왔다.

결국 그는 해독주스를 끊고, 더 이상 스스로만 판단해 식단을 바꾸는 대신 전문가의 도움을 받기로 했다. 그리고 안전하고 효과적인 식사법을 배우기 위해 병원 영양상담실을 찾아갔다.

■ **칼륨 섭취 조절**

혈중 칼륨 농도는 사구체여과율이 감소하면서 증가합니다. 당뇨병이 아닌 경우, 사구체여과율(eGFR)이 40 mL/min/1.73m² 이하로 감소하면서 칼륨농도가 증가하기 시작합니다. 따라서 만성콩팥병 3b단계부터는 칼륨 섭취 조절에 주의를 기울여야 합니다. 이 단계에서는 무조건 칼륨을 제한해야 하는 것은 아니지만, 혈청 칼륨 수치가 높게 나올 경우에는 조심해야 합니다. 칼륨이 풍부한 식재료를 과도하게 섭취하는 것은 피하고, 필요시 저칼륨 식단을 2주 정도 시행하여 칼륨 수치를 안정시키는 것이 좋습니다. 특히 칼륨 수치가 일시적으로 정상으로 돌아왔다고 해서 안심하고 고칼륨 식품을 다시 섭취하는 것은 바람직하지 않습니다. 과일즙이나 해독주스처럼 칼륨 함량이 높은 식품은 주의가 필요합니다.

■ **칼륨 섭취 조절**

원래는 채소나 과일을 씹어 먹으면 섬유질이 포만감을 주고, 한 번에 많은 양을 먹기 어렵습니다. 그러나 즙으로 만들면 섬유질이 거의 제거되고, 채소·과일 여러 개 분량의 당분과 칼륨이 한 컵에 농축됩니다.

비록 저칼륨 과일만 골라 사용하더라도, 주스 형태로 섭취하면 짧은 시간에 많은 양을 마시게 되어 칼륨과 당분이 급격히 들어옵니다. 섬유질이 부족해 혈당이 빠르게 오를 수 있고, 칼륨 섭취량도 의도치 않게 늘어날 수 있습니다. 특히 만성콩팥병 환자는 체내 칼륨 배설 능력이 떨어져 있어, 저칼륨 식품이라도 다량 섭취하면 고칼륨혈증 위험이 커집니다.

따라서 저칼륨 과일·채소라 하더라도 주스 형태로 자주 또는 많이 마시는 것은 만성콩팥병 환자에게 권장되지 않습니다. 가능한 한 원물 형태로, 적정량만 섭취하는 것이 안전합니다.

■ **칼륨 줄이는 조리법과 고칼륨 식품 섭취 주의사항**

식품첨가물에 포함된 칼륨을 우선적으로 경계해야 합니다. 천연 과일, 채소의 칼륨은 조리나 물 빼기 과정을 거치면 감소할 수 있지만, 가공식품에 들어가는 칼륨 첨가물은 체내 흡수율이 훨씬 높아 혈중 칼륨을 급격히 올릴 수 있습니다. 시중 과일주스, 농축 과일음료, 이온·에너지음료, 가공식품 등은 구연산칼륨, 제삼인산칼륨, 아세설팜칼륨 등 칼륨 형태의 첨가물을 포함하는 경우가 많으므로 반드시 제품 라벨을 확인해 섭취를 제한하는 것이 중요합니다.

그럼에도 칼륨 수치가 높다면 식재 선택과 조리법을 다시 점검해야 합니다. 바나나, 키위, 오렌지, 멜론, 아보카도 같은 고칼륨 과일과 시금치, 브로콜리, 버섯, 토마토 같은 채소는 섭취량을 줄이고, 칼륨을 떨어뜨릴 수 있는 조리법을 활용합니다. 감자, 고구마, 당근, 무 등 뿌리채소는 껍질을 제거하고 잘게 썰어 물에 2시간 이상 담근 뒤 끓이거나, 중간에 물을 여러 번 갈아 주면 칼륨 용출 효과가 높습니다. 통조림 채소나 콩류는 체에 받쳐 물로 여러 번 헹구고 껍질까지 제거하면 섭취량을 더 줄일 수 있습니다.

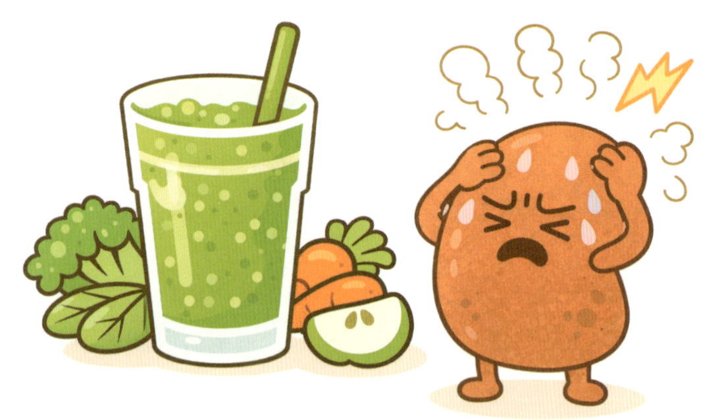

염분 조절과 단백뇨가 상관이 있나요?

이름: 박정훈(가명)

나이: 47세, 회사원

신체계측: 키 180cm, 체중 78kg

진단: 다낭신, 만성콩팥병 3a단계(CKD G3a)

최근 혈액검사: eGFR 47, 단백뇨 +1

박정훈 씨(47세)는 1년 전 건강검진에서 신장에 물혹이 있다는 이야기를 듣고 정밀검사 후 다낭신을 진단받았다. 이후 정기적으로 병원에서 콩팥기능(eGFR)을 추적 관리 중인데, 최근 검사에서는 만성콩팥병 3a단계(G3a)로 진단받았다. 주치의는 단백뇨가 지속되고 있다며 식사 조절이 중요하다고 설명했다.

박 씨는 인터넷에서 정보를 찾아보고, 콩팥에 무리가 덜 간다는 생각에 고기 섭취량을 줄이는 식사요법을 혼자 실천하기 시작했다. 하지만 평일 대부분의 식사는 회사 구내식당이나 외부 식당에서 해결하다 보니, 음식의 간이나 조리 방식은 신경 쓰기 어려웠다. "단백질만 줄이면 되지 않을까?"라는 생각으로 특별한 염분 조절은 하지 않았다.

그런데 최근 병원 검사에서 단백뇨 수치가 여전히 지속되자, 박 씨는 "단백질은 조절했는데 왜 단백뇨가 줄지 않지?"라는 의문을 갖게 되었다. 의사로부터 저염식이 중요하다는 이야기를 다시 듣고 나서도, "염분이랑 단백뇨가 무슨 상관이 있지?"라는 생각이 머릿속을 맴돌았다.

이후 병원 영양상담을 신청하면서 박 씨는 염분 섭취와 콩팥 부담의 연관성에 대해 좀 더 구체적인 설명을 듣고자 했다.

■ 저염식은 단백뇨 조절에 도움이 됩니다

콩팥병 환자에서 나트륨(소금) 섭취가 많으면 체내 수분이 늘어나 혈압이 상승하게 되고, 이는 콩팥의 혈관에 부담을 주어 단백뇨를 악화시킬 수 있습니다. 실제로 여러 연구에서 염분을 줄이면 단백뇨 수치가 감소하고, 콩팥 기능 저하 속도도 늦출 수 있다는 결과가 보고되었습니다.

■ 만성콩팥병 3단계에서는 소금 양을 얼마나 먹어야 할까요?

체액량 감소 혹은 염분 소실이 있는 경우가 아니라면, 만성콩팥병 환자에게 소금 섭취를 하루 5g(나트륨 2g) 미만으로 제한하도록 고려합니다. 참고로 1g의 소금은 대략 티스푼 기준 1 작은술 정도에 해당합니다. 콩팥병 환자는 나트륨 배설 능력이 감소하기 때문에 일반인보다 더 엄격한 염분 조절이 필요합니다.

■ 단백질뿐 아니라 염분도 함께 조절해야 단백뇨가 줄어듭니다

많은 환자들이 단백질 섭취만 줄이고 염분 조절은 소홀히 하곤 합니다. 하지만 염분이 많은 식사(국, 찌개, 외식, 가공식품 등)는 혈압을 올리고 단백뇨를 유발할 수 있기 때문에, 단백질과 염분을 함께 관리해야 식사요법의 효과를 제대로 볼 수 있습니다.

■ 저염소금, 저염소스는 도움이 될까요?

저염소금과 저염소스는 일반 소금의 염화나트륨을 염화칼륨으로 대체하여 나트륨 함량을 낮춘 제품입니다. 그러나 염화칼륨은 체내 흡수율이 높기 때문에 신장 기능이 떨어진 콩팥 환자에게는 칼륨 과잉 위험이 있으므로, 콩팥 환자는 저염소금이나 저염소스 사용을 피하는 것이 안전합니다.

3장

질문으로 풀어 보는
영양소 이야기

탄수화물 · 단백질 · 지질(지방) · 칼륨 · 인 · 나트륨 · 물 그리고
음료

탄수화물

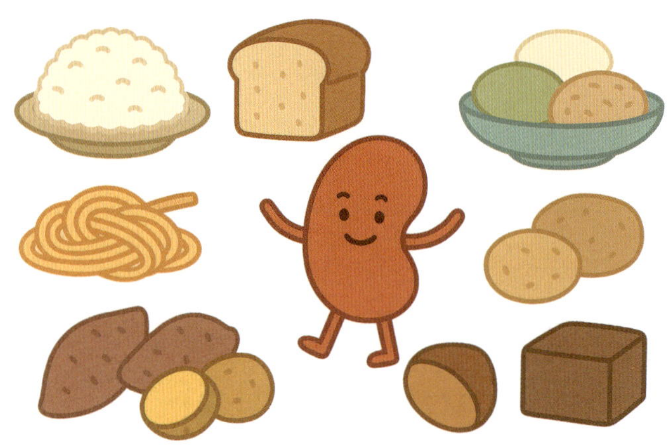

탄수화물은 우리 몸에서 어떤 일을 하나요?

탄수화물의 역할	쉽게 풀어 쓴 설명
에너지 만들기	우리가 활동할 수 있도록 힘(에너지)을 만들어 줘요. 뇌와 근육은 탄수화물에서 나오는 포도당을 가장 좋아해요.
뇌의 주된 에너지원	뇌는 포도당만을 에너지로 사용하기 때문에, 탄수화물이 부족하면 머리가 멍하거나 집중이 잘 안돼요.
단백질 보호	탄수화물이 부족하면 탄수화물 대신 단백질을 에너지원으로 써서 근육이 빠질 수 있어요. 그래서 단백질을 아껴 주는 역할도 해요.
일부 섬유질은 장 건강에 도움	곡류나 채소에 있는 식이섬유는 장을 깨끗하게 하고 변비도 예방해요. 혈당이 천천히 오르게 도와주기도 해요.

우리 몸은 하루에 필요한 에너지를 주로 탄수화물, 단백질, 지방에서 얻습니다. 이 중에서도 탄수화물은 전체 에너지의 절반 이상을 차지할 만큼 중요한 영양소입니다. 그런데 만약 탄수화물을 너무 적게 섭취하게 되면, 몸은 부족한 에너지를 보충하기 위해 단백질을 대신 사용하게 됩니다. 이때 근육이나 체내 단백질이 분해되면서 요소, 크레아티닌과 같은 단백질 대사산물이 증가하게 되고, 이는 콩팥에 부담을 줄 수 있습니다. 만약 콩팥의 여과 기능이 손상되면 단백질이 소변으로 빠져나가는 단백뇨가 발생할 수도 있습니다. 단백뇨는 콩팥이 손상되었다는 신호이므로, 탄수화물을 지나치게 적게 섭취하는 식사는 오히려 콩팥 건강에 해로울 수 있습니다.

만성콩팥병 3단계 현미밥, 잡곡밥 먹어도 될까요?

만성콩팥병 3단계 환자들은 먹는 음식에 신경을 써야 합니다. 특히 나트륨, 칼륨, 인 같은 미네랄이 몸속에 너무 많아지지 않도록 조심해야 하지요. 그래서 어떤 곡류를 먹을 수 있는지도 중요합니다.

흔히 건강에 좋다고 알려진 현미는 섬유질이 많고, 정제되지 않은 자연식품이라 더 좋은 선택으로 보일 수 있습니다. 하지만 현미에는 백미보다 칼륨과 인이 더 많이 들어 있습니다. 그래서 일부 환자나 보호자들은 "콩팥병이 있으면 현미를 먹으면 안 되는 거 아닌가요?" 하고 걱정하곤 합니다.

하지만 미국과 유럽 등에서 제시되는 콩팥병 식사 안내에서는 통곡류를 금지하라고 명시하지 않습니다. 특히 만성콩팥병 3단계처럼 비교적 초기 단계이며, 혈액 내 칼륨 수치가 정상 범위라면 현미, 귀리, 통밀과 같은 통곡류를 적정량 포함할 수 있습니다.

또한 현미에 들어 있는 인 성분은 자연식품에 들어 있는 형태라서 흡수율이 낮습니다. 반면에 가공식품에 많이 들어 있는 인은 흡수율이 높아 더 문제가 될 수 있습니다. 그래서 미국과 유럽에서는 오히려 가공식품 속 인을 더 조심하라고 말합니다.

게다가 현미에는 식이섬유가 풍부해서 장 건강에도 도움이 되고, 몸속 노폐물 배출에 도움을 줄 수 있다는 장점도 있습니다. 최근에는 식물성 식품을 중심으로 한 콩팥병 식사법(PLADO)도 제안되고 있는데, 이 식단에는 현미나 잡곡처럼 섬유질이 많은 곡류도 포함됩니다.

결론적으로, 만성콩팥병 3단계 환자가 반드시 현미를 피해야 하는 것은 아닙니다. 혈액검사를 통해 칼륨과 인 수치가 정상이면 현미도 건강한 식단의 일부가 될 수 있습니다. 단, 개인의 상태에 따라 다를 수 있으므로, 의사나 영양사와 상담하면서 적절한 양을 먹는 것이 좋습니다.

항목	미국(ASN, KDOQI), 유럽(ERA)
칼륨 (=포타슘, K)	정상 혈청 칼륨 수치를 유지하도록 개별화 식품 속 칼륨의 생체이용률을 고려 혈중 칼륨이 정상이더라도 칼륨 첨가제를 포함한 초가공식품 제한
인(P)	정상 혈청 인 수치를 유지하도록 개별화 식품 속 인의 생체이용률을 고려 가공식품에 포함된 인 첨가제 제한

흰밥에는 단백질이 없을까요?

저단백식을 해야 하니 상대적으로 탄수화물 섭취 비중이 올라갈 수밖에 없는데요. 흰밥이라고 해서 단백질이 없는 것은 아닙니다. 흰밥 한 공기에는 식물성 단백질 약 6g이 들어 있습니다. 시중에 저단백 햇반도 나와 있으니 단백질 조절을 위해 이용해 보실 수 있겠습니다. 혹시나 단백질도 칼륨처럼 물속에 넣으면 좀 빠질까요? 그렇지 않으니 밥 양도 잘 조절하여 섭취해야 하겠습니다. 또한 일반 쌀에 쌀 등급이 수우미 중 "수" 단백질 함량이 낮은 쌀이니 이것을 이용해 볼 수도 있겠습니다. 품질 등급(특, 상, 보통)은 단백질 함량과 직접적인 관련이 없습니다.

흰밥, 잡곡밥 중 누가 단백질이 더 많을까요?

흔히 잡곡밥이 건강에 좋다고 알려져 있어서, 단백질도 더 많을 거라고 생각하기 쉽습니다. 반대로 흰밥은 단백질이 거의 없다고 생각하는 경우도 있지요. 하지만 실제로는 그렇지 않습니다. 흰밥이든 잡곡밥이든 단백질 함량은 크게 다르지 않습니다. 밥 한 공기에는 보통 6g 정도의 단백질이 들어 있습니다. 이 양은 흰쌀밥이든, 현미밥이나 보리밥, 귀리밥 같은 잡곡밥이든 거의 비슷합니다.

모든 곡류에는 단백질이 있는 건가요?

예, 맞습니다. 우리는 보통 단백질이라고 하면 고기, 생선, 달걀과 같은 음식을 먼저 떠올립니다. 그래서 이러한 음식만 먹어야 단백질을 섭취할 수 있다고 생각하기 쉽습니다. 그러나 실제로 단백질은 곡류를 비롯한 여러 식물성 식품에도 들어 있습니다.

예를 들어, 우리가 자주 먹는 밥, 빵, 국수, 감자, 고구마, 떡, 밤과 같은 음식에도 단백질이 포함되어 있습니다. 이러한 식품들은 주로 에너지를 주는 음식으로 알려져 있지만, 그 안에 단백질도 함께 들어 있습니다.

실제로 곡류군 식품 1인분에 해당하는 밥 한 공기, 국수 한 그릇, 식빵 3장에는 각각 약 6g의 단백질이 들어 있습니다. 이는 달걀 1개에 약 8g의 단백질이 들어 있는 것과 비교하면, 곡류군에도 생각보다 적지 않은 양의 단백질이 포함되어 있음을 알 수 있습니다.

이처럼 단백질은 고기나 생선과 같은 단백질 식품뿐만 아니라, 곡류와 같은 에너지원 식품에서도 얻을 수 있으며, 여러 식품을 통해 단백질이 섭취되어지고 있습니다.

현미밥은 먹으면 안 되는 건가요?

실제 영양상담을 하다 보면, 현미밥을 꾸준히 섭취하고 있음에도 혈청 칼륨 수치를 정상 범위에서 안정적으로 유지하는 환자분들을 종종 만나게 됩니다. 그렇다면 왜 이들은 칼륨과 인 함량이 높은 현미밥을 먹는데도 수치가 잘 유지되는 것일까요?

그 이유는 칼륨·인의 생체이용률과 조리 과정에서의 감소 효과를 고려하면 적절한 섭취가 가능하기 때문입니다. 100% 현미밥을 선택하더라도 현미 속 인은 대부분 피트산 형태로 존재하여 곡류군 기준 생체이용률이 약 20~50% 수준에 불과하고, 칼륨 역시 체내 흡수율이 약 절반 정도로 떨어집니다. 더불어 곡류를 물에 오래 담가두거나, 삶기·데치기 등의 조리 과정을 거치면 칼륨과 인이 일부 용출되어 감소하게 되므로, 현미를 2~4시간 물에 충분히 불린 뒤 불린 물을 버리고 밥을 짓는다면 인과 칼륨을 더욱 낮출 수 있습니다.

따라서 만성콩팥병이라고 해서 반드시 흰밥만 먹어야 하는 것은 아니며, 개인의 상태와 혈액 수치를 확인하면서 현미와 백미의 비율을 5:5, 2:8, 1:9 등으로 조절해 적용해 볼 수 있습니다. 즉, 조리법과 생체이용률을 고려한다면 현미 역시 식단에서 충분히 활용할 수 있습니다.

	인(mg)	인 함량(mg) (생체이용률 고려 20~50%)	칼륨(mg)	칼륨 함량(mg) (칼륨제거법)
흰밥 1공기	85	17~42	80	40
현미밥 1공기	209	41~104	115	57
현미흰밥(5:5) 1공기	147	29~73	97	48

※ 칼륨의 체내 흡수율과 인 제거법을 적용하면 수치는 더 낮아집니다. 현미 · 백미 혼합밥은 본문에서 '현미흰밥'으로 줄여 표기합니다.

저단백식을 해야 하니 콩밥은 안 되나요?

곡류군(탄수화물)으로 분류되는 식품은 일반적으로 100g당 탄수화물이 50g 이상 포함된 경우가 많습니다. 쌀, 밀, 옥수수 등이 대표적이며, 주로 탄수화물 공급원으로 사용됩니다. 그렇다고 곡류군 식품에 단백질이 전혀 없는 것은 아닙니다. 곡류군에도 일정량의 단백질이 들어 있어 단백질 섭취에 일부 기여 합니다.

콩류는 영양소 비율에 따라 분류가 달라집니다. 예를 들어 말린 완두콩은 100g당 약 20g의 탄수화물을 포함하며, 단백질도 있지만 탄수화물 비중이 더 높아 탄수화물군에 포함됩니다. 반면 대두콩은 100g당 단백질이 30g 이상으로, 탄수화물보다 단백질 함량이 높아 단백질군으로 분류됩니다.

또한, 콩이라고 해서 100% 단백질만 들어 있는 것은 아니며, 종류와 상관없이 일정량의 탄수화물도 함께 포함하고 있습니다. 이러한 탄수화물 위주의 콩은 밥에 넣어 완두콩밥, 병아리콩밥, 팥밥 등으로 활용할 수 있으며, 저단백 식단에서는 저단백 콩밥 형태로 응용해 볼 수 있습니다.

단백질 함량에 따른 콩 종류 분류(100g 기준)

탄수화물 콩	병아리콩(17g), 팥콩(20g), 완두콩(20g), 리마콩(21g), 렌틸콩(21g)
단백질 콩	대두(노란콩)(36g), 쥐눈이콩(37g), 서리태(38g), 밤콩(35g)

콩팥병에 밀가루 음식, 정말 나쁜가요?

많은 사람들이 "밀가루는 몸에 좋지 않다."고 말합니다. 그러나 실제로는 밀가루 자체가 반드시 나쁜 것은 아닙니다. 문제는 우리가 일상적으로 접하는 정제 밀가루, 즉 껍질과 배아를 제거한 흰 밀가루에 있습니다. 흰 밀가루는 식감이 부드럽고 조리하기 쉬우나, 이 과정에서 식이섬유, 비타민, 미네랄 등 중요한 영양소가 대부분 손실됩니다. 따라서 영양적인 측면에서는 흰쌀밥과 큰 차이가 없습니다.

또한 일부 저렴한 수입 밀가루에는 표백제나 방부제 같은 첨가물이 사용될 수 있어, 이에 대한 우려가 제기되기도 합니다. 반면, 첨가물이 없고 최소한으로 가공된 밀가루, 예를 들어 국산 밀, 유기농 밀, 통밀가루 등은 영양 성분이 더 풍부하며, 건강에 도움이 될 수 있습니다.

한편, 밀가루에는 '인(Phosphorus)'이라는 미네랄이 포함되어 있습니다. '인'은 뼈 건강에 중요한 성분이지만, 고인산혈증 관리가 필요한 경우에는 섭취량에 주의가 필요합니다. 예를 들어, 밥 한 공기(210g)에는 약 44mg의 인, 삶은 국수 한 그릇(90g 기준)에는 약 70mg의 인이 들어 있습니다.

저단백밥, 콩팥병 환자에게도 꼭 필요한 이유

페닐케톤뇨증(PKU)은 단백질 분해 효소가 선천적으로 부족한 희귀 질환으로, 단백질을 섭취하면 해로운 물질이 체내에 쌓여 뇌 손상이나 생명 위협을 초래할 수 있습니다. 이를 위해 CJ제일제당은 일반 햇반보다 단백질 함량을 10분의 1 수준으로 낮춘 햇반 저단백밥을 선보였습니다. 이 제품은 단백질을 분해하는 특수 공정을 거쳐 만들어지며, 쌀을 도정한 뒤 단백질을 분해하는 데만 24시간이 걸릴 만큼 손이 많이 갑니다. 이렇게까지 정성을 들인 건, 희귀 질환 환자들의 식탁을 조금이라도 넉넉하게 하고 싶은 마음이 있었기 때문이겠죠.

처음에는 PKU 환자를 위한 특수식이었지만, 단백질 섭취를 제한해야 하는 만성콩팥병 환자에게도 매우 유용합니다. 콩팥병이 진행되면 단백질이 분해되면서 생기는 요독(노폐물)을 충분히 배출하지 못해 증상이 악화될 수 있는데, 저단백밥은 식사의 기본인 '밥'에서부터 단백질을 줄여 이러한 부담을 완화해 줍니다. 이를 활용하면 전체 식단에서 단백질 양을 효율적으로 조절할 수 있습니다.

밥 1공기(흰밥, 보리밥, 현미밥 등)는 210g을 기준으로 단백질 약 6g을 함유하며, 이는 일반 공기 그릇에 평평하게 담은 양에 해당합니다. 저단백 햇반 1공기는 단백질이 0.4g으로, 섭취 단백질 양에 큰 영향을 주지 않습니다.

또한 저단백밥을 평소 식단에 활용하면, 고기·생선·계란·두부처럼 먹고 싶은 단백질 식품을 일정량 섭취하면서도 하루 전체 단백질 섭취량을 저단백식 기준에 맞출 수 있습니다. 단백질은 줄이면서도 식사다운 식사를 가능하게 해주는 저단백밥, 콩팥병 환자에게도 좋은 선택이 될 수 있습니다.

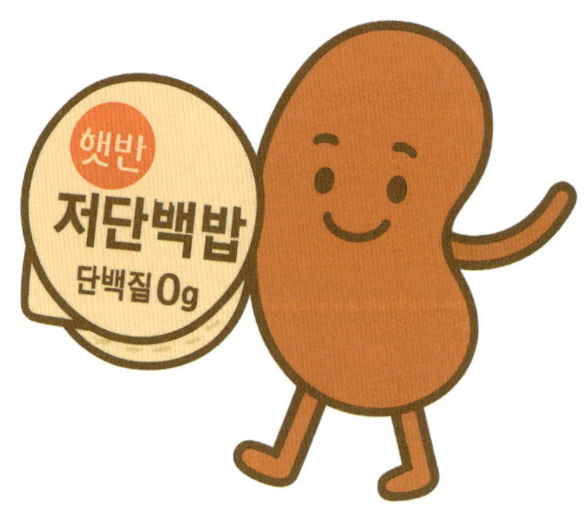

단백질

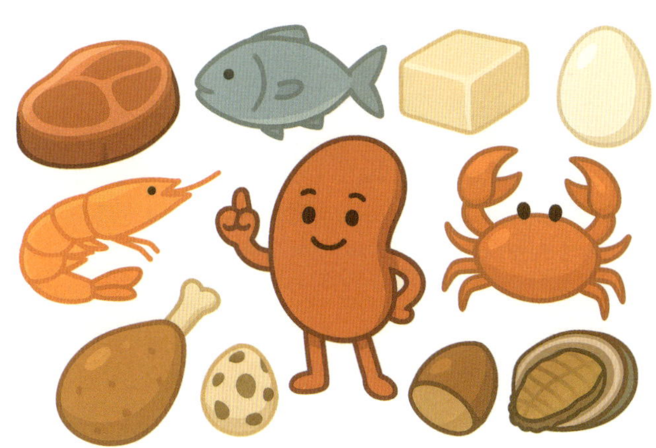

단백질은 우리 몸에서 어떤 역할을 하나요?

단백질의 역할	쉽게 풀어 쓴 설명
몸을 만드는 재료	단백질은 근육, 피부, 머리카락, 손톱, 뼈, 장기 등 몸을 구성하는 재료예요. 성장기 청소년은 특히 더 필요해요.
몸을 지키는 역할	항체(면역 단백질), 호르몬, 효소도 모두 단백질로 만들어져 있어요. 그래서 병을 이겨 내고 몸의 기능을 조절하는 데 필요해요.
에너지원이 되기도 해요	탄수화물이나 지방이 부족할 때는 단백질이 대신 에너지원이 돼요. 하지만 이런 경우는 몸에 좋지 않아요.
손상된 조직을 회복	상처가 났을 때 피부를 재생시키고, 병을 앓은 뒤에 몸을 회복하는 데도 단백질이 꼭 필요해요.

내용	설명
콩팥도 단백질 필요	콩팥을 이루는 세포나 조직도 단백질로 만들어져 있어서 기능을 유지하고 회복하는 데 단백질이 필요해요.
너무 많아도 문제	단백질을 너무 많이 먹으면 그 찌꺼기(노폐물)를 콩팥이 걸러내야 해서 부담이 될 수 있어요. 특히 콩팥병 환자에게는 단백질 조절이 중요해요.
너무 적어도 문제	반대로 단백질이 너무 적으면 근육이 빠지고, 몸이 약해지고, 회복이 느려져요. 또 저알부민혈증(혈액 속 단백질 부족) 같은 영양 문제도 생길 수 있어요.
적절한 양이 중요	콩팥에 병이 있더라도, 몸 상태에 맞는 적절한 양의 단백질 섭취가 꼭 필요해요. 의사나 영양사의 지시에 따라 조절해야 해요.

만성콩팥병 환자의 단백질 섭취 권장량은?

만성콩팥병(CKD) 환자의 단백질 권장 섭취량은 체중 1kg당 0.8g이며, 기준은 음식 전체 무게가 아니라 순수 단백질 양입니다. 예를 들어 달걀 1개의 무게는 약 55g이고, 순수 단백질 양은 8g 정도입니다. 단백질 섭취량 계산 방법은 이 책 뒷부분에서 자세히 다룹니다.

단백질을 과다 섭취할 경우(1.3g/kg/일 이상) 요소 등 단백질 노폐물이 축적되어 신장 기능 저하가 빨라지고, 사구체 압력 증가, 사구체 경화, 세뇨관·간질 손상 등의 문제가 발생할 수 있으므로 주의해야 합니다.

필요한 경우 체중 1kg당 0.3~0.4g의 초저단백 식단을 적용할 수 있으나, 이는 신장 기능 악화 위험이 높은 일부 환자에게만 해당하며, 필수 아미노산 또는 케토산 유사체 보충과 의료진의 면밀한 관리가 반드시 필요합니다. 불안정한 환자를 제외하면 대부분의 만성콩팥병 환자는 0.8g/kg/일 범위 내에서 저단백 식단을 유지하는 것이 적절합니다.

다만 75세 이상의 노인, 악액질, 근감소증, 영양불량 환자에게는 단백질 제한이 부적절할 수 있습니다. 환자의 상태와 식습관을 고려한 맞춤형 관리가 필요합니다.

우리 몸은 단백질을 먹으면 아미노산으로 분해해서 근육, 호르몬, 효소 같은 중요한 것들을 만듭니다. 그런데 필요 이상의 단백질을 먹으면 몸은 그걸 에너지로 사용하거나 일부는 지방 형태(중성지방 = TG)로 전환하여 저장합니다. 이 과정에서 단백질의 질소 성분을 제거하면서 생기는 대표적인 노폐물이 바로,

- 요소(urea)
- 크레아티닌(creatinine)
- 암모니아(ammonia)

이런 것들입니다. 이 노폐물은 혈액 속에 녹아 있기 때문에, 반드시 콩팥을 통해 소변으로 걸러내야 합니다. 그런데 단백질을 많이 먹으면 노폐물도 많아지고 콩팥이 계속해서 많은 일을 해야 하는 상황이 생깁니다. 이게 지속되면,

- 콩팥에 과부하가 걸리고
- 콩팥의 사구체라는 필터가 손상될 수 있어요.
- 필터가 망가지면 점점 노폐물을 제대로 못 걸러 주게 되고,
- 결국 콩팥 기능이 떨어지거나 만성콩팥병으로 이어질 수 있습니다.

특히 이미 콩팥이 약해진 사람이 단백질을 너무 많이 먹으면, 기능이 더 빨리 악화될 수 있어서 더 주의가 필요합니다.

채소, 현미밥, 과일만으로 식단을 구성하면 단백질을 거의 먹지 않는 것처럼 느껴질 수 있습니다. 하지만 사실 이 음식들에도 단백질이 들어 있습니다.

예를 들어 현미밥 한 공기(210g)에는 약 5~6g, 브로콜리 100g에는 약 3g, 시금치 100g에는 약 2.5g, 바나나 한 개에는 약 1g의 단백질이 들어 있습니다. 이처럼 채소, 곡류, 과일에도 단백질이 들어 있긴 하지만, 그 양은 많지 않고 대부분 '식물성 단백질'이기 때문에 우리 몸이 필요로 하는 모든 아미노산을 충분히 채우기에는 부족할 수 있습니다.

콩팥이 좋지 않은 사람에게는 단백질을 너무 많이 먹는 것도 문제지만, 그렇다고 너무 적게 먹는 것도 건강에 좋지 않습니다. 단백질은 근육, 면역세포, 피부, 머리카락 등 우리 몸을 구성하는 데 꼭 필요한 영양소입니다. 부족하면 근육이 줄고, 피로감이 생기며, 감기에 쉽게 걸릴 수 있고, 회복도 느려질 수 있습니다.

그래서 식단을 채소, 현미, 과일만으로 구성하면 단백질을 아주 적게 먹는 식단이 될 수 있습니다. 실제로는 이들 식품에서도 단백질이 조금씩 들어 있긴 하지만, 콩팥 기능을 지키면서도 건강을 유지하는 데 필요한 양을 채우기에는 부족할 수 있습니다.

특히 중요한 점은, 콩팥병 3단계 환자를 위한 전문가 가이드라인에서는 단백질을 단순히 0.8g/kg 이하로 줄이라고 하지 않는다는 것입니다. 오히려 하루 단백질 섭취량으로 "체중 1kg당 0.8g" 정도를 권장하고 있습니다.

즉, 단백질을 너무 많이 먹는 것도 피해야 하지만, 최저 기준 이하로 줄이는 것도 위험할 수 있습니다. 이 기준은 몸의 기본적인 기능을 유지하고, 근육과 면역력을 지키기 위해 꼭 필요한 양입니다. 예를 들어, 몸무게가 60kg인 사람은 하루에 48g 정도의 단백질을 먹는 것이 적절합니다.

따라서 콩팥 건강을 지키기 위해 단백질을 무조건 줄이기보다는, 권장량만큼은 꼭 먹는 것이 중요합니다. 또한 채식 위주의 식단(잡곡밥, 각종 과일과 채소)만으로는 건강이 악화될 수 있으니 채식 식단을 하더라도 대두, 검정콩, 두부 등 식물성 단백질을 포함한 식단을 권장합니다.

식물성 단백질	동물성 단백질
• 콩류: 두부, 콩, 강낭콩, 병아리콩, 렌틸콩 • 곡류: 귀리, 퀴노아, 현미, 보리 • 견과류: 아몬드, 호두, 캐슈넛 • 씨앗: 해바라기씨, 치아씨, 아마씨	• 육류: 소고기, 돼지고기, 닭고기, 양고기 등 • 생선/해산물: 연어, 참치, 고등어, 새우, 굴, 전복, 새우 등 • 달걀: 닭 · 오리 · 메추리알 등 • 유제품: 우유, 치즈, 요거트, 버터

신장 건강을 지키기 위해서는 단백질의 양뿐 아니라 종류도 중요합니다. 동물성 단백질은 식물성 단백질에 비해 콩팥에 더 큰 부담을 줄 수 있는데, 이는 여러 대사적 차이에서 비롯됩니다. 동물성 단백질에는 황 함유 아미노산이 많아 대사 과정에서 비휘발성 산이 생성되고, 이로 인해 체내 산성 부하가 커집니다. 신장은 이를 배설하기 위해 더 많은 일을 해야 하며, 만성콩팥병 환자의 경우 이러한 산성 부하는 사구체 손상을 가속화할 수 있습니다. 반면 식물성 단백질은 칼륨, 마그네슘, 유기산 함량이 높아 알칼리성 부하를 주는 경향이 있어 산성 부하가 적습니다.

또한 인(Phosphorus) 함량과 흡수율에서도 차이가 있습니다. 동물성 단백질에 포함된 유기 인은 흡수율이 높아 고인산혈중 위험을 높이지만, 식물성 단백질의 인은 피틴산 형태로 결합되어 있어 흡수율이 낮아 비교적 안전합니다. 동물성 단백질은 사구체 여과율을 일시적으로 높이는 과여과 반응을 유발하기도 하는데, 이러한 반응이 반복되면 사구체에 장기적인 부담이 될 수 있습니다. 식물성 단백질에서는 이런 반응이 상대적으로 적게 나타납니다.

이러한 이유로 만성콩팥병 환자나 신장 부담을 줄이고 싶은 사람에게는 동물성 단백질 섭취를 줄이고 식물성 단백질의 비중을 늘리는 식단이 유리합니다. 하루 단백질 섭취량의 50% 이상을 식물성에서 채우고, 나머지 부분은 동물성 단백질을 포함하는 것이 좋습니다.

지질(지방)

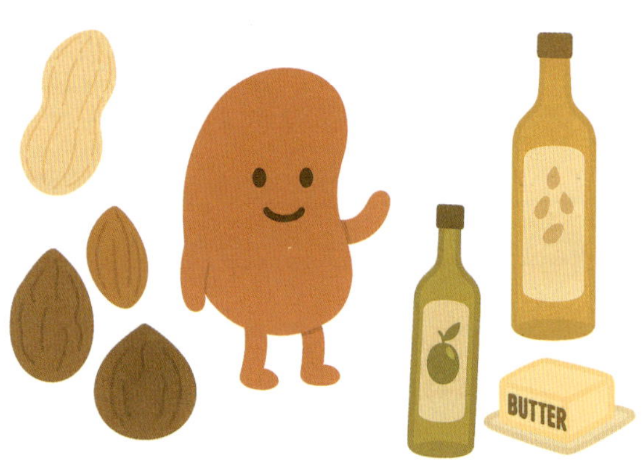

지방은 우리 몸에서 어떤 역할을 하나요?

지방의 역할	쉽게 풀어 쓴 설명
에너지원	지방은 몸에서 두 번째로 중요한 에너지원이에요. 특히 오래 움직이거나 활동할 때 지속적인 에너지를 제공해요.
체온 유지	피부 밑에 지방이 쌓여 체온을 일정하게 유지하고, 추위로부터 몸을 보호해 줘요.
장기 보호	지방은 심장, 콩팥, 간 같은 중요한 장기를 충격으로부터 감싸고 보호해요.
호르몬과 세포 구성	지방은 몸에서 호르몬을 만드는 데 사용되고, 세포막을 이루는 재료가 되기도 해요.
지용성 비타민 흡수	비타민 A, D, E, K는 지방이 있어야 몸에서 잘 흡수돼요. 지방이 너무 부족하면 이런 비타민들이 부족해질 수 있어요.

지방 섭취를 지나치게 제한하면 우리 몸에 필요한 에너지가 부족해질 수 있습니다. 이로 인해 체중이 줄고 영양 상태가 나빠질 위험이 있습니다. 특히 단백질 섭취를 제한해야 하는 콩팥병 환자에게는 지방이 중요한 에너지원 역할을 하기 때문에 적절한 지방 섭취가 필요합니다.

지방도 좋은 지방, 나쁜 지방이 있다?

포화지방	고기(삼겹살, 치킨, 곱창, 돼지갈비, 등갈비, 양고기), 참치통조림, 베이컨, 버터, 치즈, 라면, 소세지, 튀김 등
불포화지방	견과류, 올리브유, 아보카도, 생선, 들기름 등
트랜스지방	마가린, 쇼트닝, 일부 제과 · 제빵류, 커피 프림, 패스트푸드, 스낵 등

포화지방은 우리 몸에 중요한 역할을 합니다. 이는 세포막을 구성하고, 호르몬의 생성을 돕는 등 생리적인 과정에 필수적인 요소입니다. 또한, 에너지를 풍부하게 공급하여 신체의 다양한 활동을 지원합니다. 그러나 과도한 섭취는 건강에 부정적인 영향을 미칠 수 있습니다. 지나치게 많은 포화지방은 혈중 콜레스테롤 수치를 높여 심혈관 질환이나 혈관 질환의 위험을 초래할 수 있습니다. 따라서 포화지방은 총 에너지 섭취량의 7% 미만으로 적당히 섭취하는 것이 중요합니다.

불포화지방은 건강에 유익한 기름으로, 특히 심혈관 건강에 긍정적인 영향을 미칩니다. 불포화지방은 나쁜 콜레스테롤 수치를 낮추고, 심장병과 혈관 질환을 예방하는 데 도움을 줍니다. 또한, 염증을 완화시키는 효과가 있어 만성 염증으로 인한 질병을 예방하는 데 중요한 역할을 합니다. 불포화지방은 배고픔을 덜 느끼게 해 과식을 방지하는 데도 유익하며, 체내에서 지방을 효율적으로 처리하는 데 도움을 줍니다. 이를 통해 건강한 체중 유지를 돕습니다. 그러나 불포화지방도 칼로리가 높기 때문에 과도하게 섭취하면 체중 증가를 초래할 수 있습니다. 따라서 역시 적당한 양을 섭취하는 것이 바람직합니다.

트랜스지방은 가장 피해야 하는 지방입니다. 가공 과정에서 생성되는 이 지방은 LDL(나쁜 콜레스테롤)을 높이고 HDL(좋은 콜레스테롤)을 낮춰 심혈관 질환 위험을 증가시킵니다. 마가린, 쇼트닝, 제과·제빵류, 일부 스낵류와 튀김류에 포함될 수 있으므로 가능한 한 섭취를 최소화하는 것이 좋습니다. 트랜스지방은 소량이라도 반복적으로 섭취하면 염증 반응과 혈관 손상을 촉진할 수 있습니다.

포화지방(삼겹살, 치킨, 곱창)도 먹지 않고 채식을 하고 있는데 왜 콜레스테롤 수치는 높은 건가요?

유전적인 영향이나 질환이 원인이 될 수 있습니다. 그중에서도 식이 측면에서 살펴본다면, 탄수화물을 너무 많이 먹는 것도 콜레스테롤을 높이는 중요한 이유가 됩니다. 밥, 빵, 떡, 과일 주스처럼 정제된 탄수화물(단순당)을 자주 먹으면 혈당이 빠르게 올라가고, 몸은 혈당을 낮추기 위해 인슐린이라는 호르몬을 많이 분비합니다. 그런데 인슐린은 단순히 혈당을 낮추는 역할뿐 아니라, 간에서 지방과 콜레스테롤을 더 많이 만들게 하는 작용도 합니다. 즉, 기름진 음식을 거의 먹지 않아도 탄수화물을 많이 먹으면 간이 스스로 콜레스테롤을 만들어내는 것입니다. 이렇게 되면 중성지방(VLDL)과 LDL 콜레스테롤(나쁜 콜레스테롤)이 함께 증가하게 됩니다. 결국 콜레스테롤 관리를 위해서는 지방만 줄이는 것이 아니라 탄수화물의 양과 종류를 함께 조절하는 것이 중요합니다.

혈관을 청소하는 좋은 지방이 있다?

네, 혈관을 청소해 주는 역할을 하는 좋은 지방들이 있습니다. 대표적으로 불포화지방산, 특히 오메가-3 지방산이 이에 해당합니다. 오메가-3 지방산은 염증을 줄이고 혈액 속 나쁜 콜레스테롤(LDL)을 낮춰 혈관 건강을 돕는 역할을 합니다. 생선 기름, 아마씨, 호두 등에 많이 들어있어요. 이런 좋은 지방은 혈관을 건강하게 유지하고 혈액 순환을 원활하게 하는 데 도움을 줍니다.

칼륨

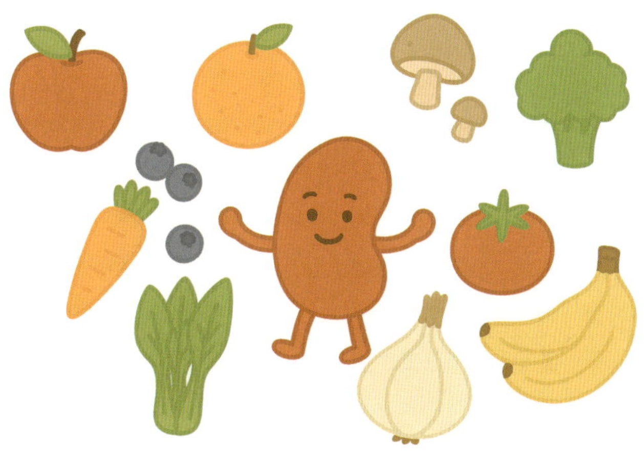

칼륨은 우리 몸에서 어떤 역할을 하나요?

칼륨은 우리 몸 안에 있는 미네랄(무기질) 중 하나로, 몸속의 세포 안에 가장 많이 들어 있는 전해질이에요. 칼륨은 마치 전기의 스위치처럼 작동해서 세포와 세포 사이에서 신호를 전달하고, 근육과 심장이 잘 움직이도록 도와줘요.

칼륨의 역할	쉽게 풀어 쓴 설명
심장 박동 조절	심장이 규칙적으로 뛰게 도와줘요.
근육 움직임	팔, 다리, 위, 장 같은 근육이 잘 움직이게 해요.
신경 전달	뇌에서 보내는 신호가 잘 전달되게 도와줘요.
수분과 염분 조절	몸속 물과 나트륨(소금)을 알맞게 유지해요.
몸의 균형 유지	몸속이 너무 산성이나 알칼리성이 되지 않게 지켜 줘요.

한국인(성인)의 영양소 섭취기준: 칼륨(mg/일)			
평균필요량	권장섭취량	충분섭취량	상한섭취량
-	-	3,500	-

만성콩팥병 3단계 환자에게 권장되는 칼륨 섭취량은 국제적, 국내적 가이드라인 모두에서 구체적인 수치로 명시되어 있지 않습니다. 일반적으로 건강한 성인의 하루 칼륨 충분섭취량은 약 3,500mg이지만, 저칼륨 식이가 필요한 경우에는 보통 하루 2,000mg 정도로 제한하는 것이 권장됩니다. 이 수치는 임상 현장에서 널리 참고되는 기준일 뿐이며, 환자의 상태에 따라 조절이 필요합니다.

칼륨의 이점 ① 혈압 잡아 주는 칼륨

콩팥병 환자들은 콩팥 기능 저하로 인해 체내 수분과 나트륨 조절이 어려워 혈압이 잘 조절되지 않는 경우가 많습니다. 이때 칼륨은 나트륨을 소변으로 배출시키고 혈관을 이완시켜 혈압을 낮추는 데 중요한 역할을 합니다. 충분한 칼륨 섭취는 혈압 조절뿐 아니라 심장과 혈관 건강 유지에도 도움이 됩니다.

그렇기 때문에 혈청 칼륨 수치가 정상 범위에서 안정적으로 유지되고 있다면, 칼륨이 풍부한 식품을 지나치게 피하지 말고 적절히 포함하는 것이 좋습니다. 바나나, 오렌지, 시금치, 고구마, 콩류 등 신선한 채소와 과일은 칼륨의 좋은 공급원입니다. 모든 콩팥병 환자가 무조건 저칼륨 식단을 해야 하는 것은 아니며, 불필요하게 칼륨 섭취를 과도하게 제한하면 혈압 조절이 더 어려워지고 심혈관 건강에도 불리하게 작용할 수 있습니다.

따라서 칼륨 섭취 여부와 양은 혈액검사 결과를 기반으로, 의사와 영양사의 조언을 받아 개인 상태에 맞게 조절하는 것이 바람직합니다. 혈청 칼륨이 정상이라면 칼륨의 이점을 살려 균형 잡힌 식단을 유지하는 것이 중요합니다.

칼륨의 이점 ② 변비 잡아 주는 섬유소

칼륨이 풍부한 식품은 대부분 자연 그대로의 식물성 식재료입니다. 과일, 채소, 잡곡류가 대표적이며, 이들 식품에는 공통적으로 식이섬유소가 풍부하게 들어 있습니다. 식이섬유소는 장의 연동운동을 촉진해 배변 활동을 도와주고, 변비를 예방하거나 완화하는 데 매우 중요한 역할을 합니다. 만성콩팥병 환자에게 변비는 단순한 불편함 그 이상입니다. 장내 내용물이 오래 머물면 질소 노폐물의 재흡수 가능성이 증가하고, 복부 팽만, 식욕 저하로 이어지기 쉽습니다. 게다가 배변 시 힘을 주는 행동 자체가 혈압을 높일 수 있기 때문에, 변비는 콩팥 건강에도 부정적인 영향을 줄 수 있는 위험 요인입니다. 이런 점에서 볼 때, 식이섬유소의 충분한 섭취는 만성콩팥병 환자에게 꼭 필요한 관리 전략입니다. 하지만 칼륨을 무조건 피하게 되면 자연스럽게 채소, 과일, 잡곡 섭취도 줄어들고, 결과적으로 식이섬유 섭취량이 부족해질 수 있습니다. 결국 이는 변비를 악화시키고, 전반적인 식사 질을 떨어뜨리는 결과로 이어질 수 있습니다.

따라서 칼륨 수치가 정상 범위라면, 식이섬유소가 풍부한 식품들을 무리하게 제한하지 말고 개인의 상태에 따라 조절해 가며 적절히 섭취하는 것이 중요합니다. 칼륨 섭취에 대한 막연한 두려움 때문에 변비 관리에 중요한 식이섬유소까지 포기해서는 안 됩니다.

칼륨의 이점 ③ 활성산소 잡는 항산화 영양소

칼륨이 풍부한 식품에는 단순히 전해질만 들어 있는 것이 아닙니다. 오히려 우리 몸의 세포를 손상으로부터 보호하는 항산화 영양소의 주요 공급원이기도 합니다. 대표적인 고칼륨 식품인 채소, 과일, 잡곡류에는 각기 다양한 파이토케미컬(Phytochemical)이 풍부하게 들어 있습니다. 이 파이토케미컬은 식물이 스스로 외부 자극으로부터 살아남기 위해 만들어내는 방어 성분으로, 우리 몸 안에서는 활성산소를 제거하고 세포 손상을 줄이는 항산화제 역할을 합니다.

토마토의 라이코펜, 가지의 안토시아닌, 브로콜리의 설포라판, 감귤류의 헤스페리딘, 포도 껍질의 레스베라트롤, 시금치의 루테인 등은 모두 칼륨도 풍부하지만 강력한 항산화 능력을 지닌 식물성 성분들입니다. 이들 영양소는 세포 안의 DNA가 손상되는 것을 막아주고, 손상된 세포가 제 기능을 유지하도록 돕습니다. 결과적으로 노화 속도를 늦추고, 심혈관 질환이나 암, 면역 기능 저하 등 여러 만성질환의 위험을 줄이는 데 중요한 역할을 합니다. 문제는 이러한 식품들이 칼륨 함량이 높다는 이유만으로 신장질환 환자에게 너무 일찍, 과도하게 제한된다는 점입니다. 하지만 이들 식품을 지나치게 피하면 항산화 영양소 섭취가 줄어들고, 오히려 세포 손상과 노화가 가속화될 수 있습니다. 따라서 칼륨을 무조건 제한하기보다는, 혈중 칼륨 수치를 모니터링하면서 개인의 상태에 맞게 조절해가며 항산화 성분이 풍부한 식품을 균형 있게 섭취하는 전략이 필요합니다.

만성콩팥병 3단계 저칼륨식단 해야 하나요?

신장 기능이 저하되면 칼륨을 몸 밖으로 제대로 배출하지 못하게 됩니다. 그래서 만성콩팥병 환자에게 칼륨은 주의가 필요한 영양소입니다. 하지만 만성콩팥병 3단계처럼 아직 신장 기능이 어느 정도 남아 있는 단계에서는 칼륨을 무조건 제한하는 것이 오히려 해가 될 수 있습니다. 실제로 많은 분들이 잘못된 정보 때문에 꼭 필요한 칼륨 섭취까지 피하다가 영양 불균형을 겪는 경우가 많습니다. 그렇다면, 만성콩팥병 3단계에서는 어떤 경우에 저칼륨식단이 필요할까요?

- 칼륨보존 이뇨제(예:spironolactone, finerenone 등)를 사용하는 만성콩팥병환자
- 소변량이 감소하는 만성콩팥병환자
- 고칼륨혈증이 있는 만성콩팥병환자
- 소염진통제 등 신기능에 영향을 줄 수 있는 약제를 사용 중인 만성콩팥병환자
- 사구체여과율 4단계 이상인 만성콩팥병환자
- 만성콩팥병 3단계 중에서도 3b단계 만성콩팥병환자는 주의가 필요함.

"혈중 칼륨 농도는 사구체여과율이 감소하면서 증가한다. 사구체여과율(eGFR)이 40mL/min/1.73m² 이하로 감소하면서 칼륨농도가 증가하기 시작한다."

(출처: 대한신장학회, 일차의료용 근거기반 만성콩팥병(CKD) 임상진료지침)

안전하게 미리 하는 저칼륨식단 콩팥에 좋을까요?

만성콩팥병 환자들 중에는 "혹시 모를 고칼륨혈증이 무서워서" 미리부터 칼륨을 제한하는 경우가 많습니다. 칼륨은 적정 범위 (3.5-5.5mEq/L)를 유지하는 것이 좋으며, 너무 낮아도 근육 위약감, 심장 부정맥 등의 위험이 있습니다. 따라서 신장 기능이 아직 일부 남아 있는 3단계에서는 무조건적인 저칼륨 식단이 오히려 영양 불균형과 건강 저하로 이어질 수 있습니다. 칼륨은 우리 몸에서 혈압을 조절하고, 나트륨 배설을 돕고, 혈관의 긴장을 완화시키는 등 중요한 역할을 하는 필수 전해질입니다. 또한, 칼륨이 풍부한 식재료 대부분은 채소, 과일, 잡곡과 같은 식품으로, 이들은 식이섬유와 항산화 영양소가 풍부해 변비 예방과 세포 보호에도 도움이 됩니다.

중요한 점은, 칼륨 자체가 신장 기능을 떨어뜨리는 성분이 아니라는 것입니다. 다시 말해, 칼륨 섭취가 콩팥을 망가뜨리는 것이 아니라, 이미 콩팥 기능이 저하된 상태에서 배출 능력이 떨어졌을 때 칼륨이 체내에 쌓이게 되고, 그로 인해 고칼륨혈증이 문제가 되는 것입니다. 현실적으로, 많은 환자들이 혈액검사를 자주 하지 않기 때문에 "미리 칼륨을 제한해야 하지 않을까?" 하는 걱정을 하곤 합니다. 하지만 기억해야 할 것은, 혈청 칼륨 수치는 갑자기 한 번에 급상승하지 않는다는 점입니다. 혈중 칼륨 농도도 서서히 증가하는 경향이 있으며, 특별한 병적 상황(예: 급성 신손상, 부작용이 큰 약물, 심한 탈수 등)이 없다면 정상 수치에서 위협적인 수준까지 단기간에 오르기는 어렵습니다.

따라서 미리부터 저칼륨 식단을 지속적으로 적용하기보다는, 과일즙이나 건강 엑기스처럼 칼륨이 과하게 농축된 식품만 평소에 피하는 정도로 충분합니다. 만약 정기적인 혈액검사에서 칼륨 수치가 일시적으로 높게 나온다면, 칼륨 상승의 특별한 원인이 될 만한 것이 있었는지 검토해 보는 것이 필요합니다. 특별한 이유가 있었다면 그것을 교정해 보고, 칼륨이 정상으로 회복되는지 확인합니다. 이후 칼륨이 5.0 이하의 정상범위로 유지된다면, 다시 적정 수준의 칼륨을 포함한 식단으로 전환해 볼 수 있겠고, 반복적인 고칼륨혈증이 관찰된다면 이후에는 저칼륨식이를 적용해야 합니다. 결국, 칼륨은 만성콩팥병 환자에게 무조건 피해야 할 성분이 아니라, 관리하면서 섭취해야 하는 중요한 영양소입니다. 정기적인 혈액검사와 함께, 개인의 신장 기능과 식습관을 고려해 유연하고 탄력적인 식이 조절 전략을 세우는 것이 장기적으로 건강을 지키는 데 더 효과적입니다.

혈중 칼륨 수치에 따른 증상과 식이요법

칼륨 수치(mEq/L)	상태	주요 증상 또는 특징	식이요법(음식 관리)
3.5 미만	저칼륨혈증	근육 약화, 피로, 부정맥, 호흡곤란, 심한 경우 심장마비 위험	바나나, 고구마, 토마토, 오렌지 등 칼륨 많은 음식 적절히 섭취
3.5~5.0	정상 수치	건강한 상태, 심장·근육 기능 정상	채소, 과일, 잡곡 등을 균형 있게 섭취
5.0~5.5	정상범위이나 상한치	증상 없거나 가벼운 피로, 근육 약화	채소·과일은 물에 담갔다가 데쳐서 섭취
6.0 이상	심각한 고칼륨혈증	심장마비 위험, 응급상황	칼륨 많은 식품 완전히 피함

칼륨 수치 관리를 위한 식단 전략

만성콩팥병 환자의 영양 관리는 칼륨과 인산염 수치 조절이 핵심이며, 이를 소홀히 하면 심각한 임상적 합병증으로 이어질 수 있습니다. 신장 기능이 저하되면 체내에 칼륨이 쌓여 혈중 농도가 높아질 수 있습니다. 이를 고칼륨혈증이라고 하며, 심한 경우 심장 부정맥이나 심정지로 이어질 수 있습니다. 그러나 기존의 엄격한 식단 제한은 환자들에게 "먹을 것이 없다"는 인식을 심어, 일반적인 건강 식사 원칙과 충돌하는 한계를 드러냈습니다. 최근에는 이러한 문제점을 보완하기 위해, 식품 내 칼륨과 인의 실제 흡수율과 생체이용률을 함께 고려하는 방향으로 접근이 변화하고 있습니다. 과거에는 주로 '인'에 대해 이 개념이 적용되었으나, 최신 연구는 '칼륨' 역시 식품 형태·조리·첨가제 여부에 따라 체내 이용 가능량이 크게 달라질 수 있음을 강조합니다. 이에 따라 환자가 모든 식품을 기계적으로 제한하기보다, 어떤 형태로 섭취하느냐에 초점을 둔, 보다 실용적이고 지속 가능한 식사 전략이 제시되고 있습니다.

구분	칼륨 흡수율	식품 예시 및 식단 전략
신선식품	중간 수준(칼륨제거법에 따라 추가 감소 가능)	생채소, 과일, 신선한 곡류 및 감자류 → 자연식 선택
단백질 섭취 조절	식물성 단백질(50~60%) 동물성 단백질(70~90%)	육류, 생선, 달걀 등(적정량 섭취 필요) → 식물성 단백질(콩류, 두부류) 빈도 높이기
가공식품 제한	비교적 높음(90%)	말린 과일, 감자튀김, 통조림, 초콜릿 우유, 냉동식품, 과일·채소 농축액 → 섭취 제한
칼륨첨가 가공식품	매우 높음	과일주스, 스무디, 농축액, 이온음료, 저염소스, 치킨너겟, 영양강화 식품 → 식품표시에 염화칼륨, 구연산칼륨, 아세트산칼륨, 인산칼륨 등은 섭취 제한

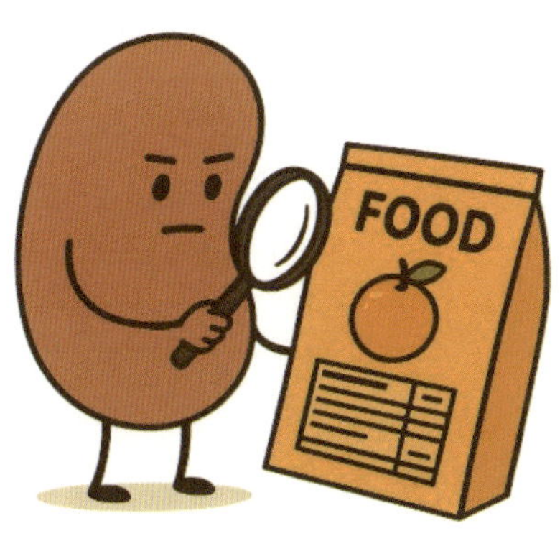

저칼륨 식단이 필요할 때: 칼륨을 낮추는 실천 방법

우선적으로 칼륨이 첨가된 초가공식품은 가능하면 제한하고, 단백질 섭취가 필요할 경우에는 육류·생선·계란보다 콩·두부 등 식물성 단백질을 우선적으로 선택하는 것이 좋습니다. 저칼륨 식단은 칼륨 함량이 낮은 식품을 중심으로 구성해야 하며, 예를 들어 사과·배·파인애플은 저칼륨 과일, 오이·양배추·상추는 저칼륨 채소에 속합니다. 반면 바나나·키위·오렌지(고칼륨 과일), 시금치·감자·토마토(고칼륨 채소)는 섭취량을 줄이거나 필요시 제한해야 합니다.

식품 선택과 더불어 조리 과정에서 칼륨을 줄이는 방법을 적용하면 관리 효과가 더욱 높아집니다.

① 데치기: 껍질을 벗기고 잘게 썬 채소·뿌리채소를 끓는 물에 익혀 칼륨을 감소
② 물에 담그기(침지): 따뜻한 물에 2시간 이상 담그고 중간에 물을 갈아 칼륨 제거율 증가
③ 껍질 제거: 껍질에 칼륨이 많은 식품에 특히 효과적이며 다른 조리법과 병행 시 가장 효율적

결국, 식품 선택 + 조리법 적용이라는 두 가지 원칙만 기억하면 저칼륨 식단은 '금지'가 아니라 조절을 통한 실천 가능한 관리법이 될 수 있습니다.

인

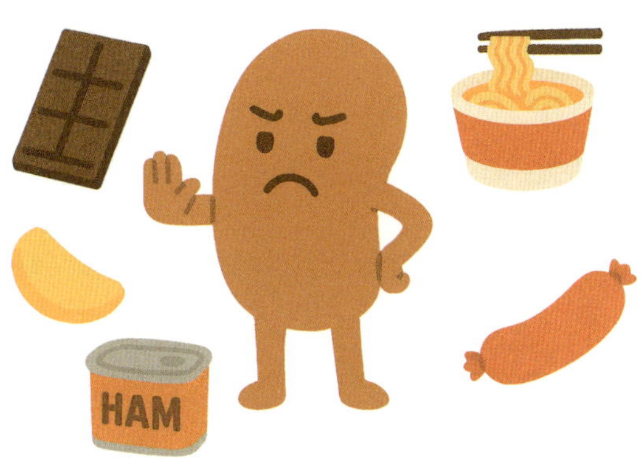

인은 우리 몸에서 어떤 역할을 하나요?

인의 역할	쉽게 풀어 쓴 설명
뼈와 치아 만들기	칼슘과 함께 뼈와 치아를 튼튼하게 만들어요. 몸속 인의 85%는 뼈와 치아에 있어요.
에너지 만들기(ATP)	ATP라는 에너지 물질을 만드는 데 꼭 필요해요. ATP는 몸의 배터리 같은 존재예요.
세포 · 유전자의 구성 성분	세포벽(막)을 만들고, DNA · RNA에도 들어 있어요. 생명의 기본 설계도에 꼭 필요해요.
산-염기 균형 유지	혈액의 pH(산성과 염기성)를 일정하게 유지해 줘요. 균형이 깨지면 몸이 제대로 작동하지 않아요.
근육 · 신경 기능 돕기	근육과 신경이 잘 움직이도록 도와줘요. 특히 심장 근육이 안정적으로 뛰게 해 줘요.

만성콩팥병 3단계 환자에게 권장되는 인 섭취량은 국내 및 해외의 가이드라인 모두에서 구체적인 수치로 명시되어 있지 않습니다. 일반적으로 건강한 성인의 하루 인 상한섭취량은 약 3,500mg이지만, 저인산식이가 필요한 경우에는 보통 하루 1,000mg 정도로 제한하는 것이 권장됩니다. 이 수치는 임상 현장에서 널리 참고되는 기준일 뿐이며, 환자의 상태에 따라 조절이 필요합니다.

한국인의 권장섭취량: 인(mg/일)			
평균필요량	권장섭취량	충분섭취량	상한섭취량
540	650	없음	3,500

왜 인을 너무 많이 먹으면 콩팥에 안 좋을까요?

콩팥(신장)은 몸속의 노폐물을 걸러내고, 혈액 속의 인과 칼슘의 양을 조절하는 역할을 합니다. 하지만 인 섭취량이 많아지면, 콩팥이 이를 조절하는 데 부담을 느끼게 됩니다.

보통 우리 몸은 혈액 속 인과 칼슘의 균형을 유지하려고 합니다. 그런데 음식으로 인을 너무 많이 섭취하면, 몸에서는 칼슘과 인이 결합하는 양이 증가하게 됩니다. 이 과정에서 혈중 칼슘이 감소하고 혈액의 칼슘을 보충하기 위해 결국 뼈에서 칼슘이 빠져나가게 됩니다. 그 결과, 뼈가 약해지면서 골절 위험도가 증가합니다. 또한, 콩팥 기능이 감소되면 혈액 속의 인을 제대로 걸러내지 못해 몸속에 인이 쌓이게 됩니다. 이렇게 되면 혈관에 석회화(칼슘이 쌓여 굳는 현상)가 생기고, 심혈관계 질환의 위험도 높아질 수 있습니다. 즉, 만성콩팥병 환자들은 신장 기능이 감소되면서 인을 배출하는 능력이 떨어지므로, 인을 과다 섭취하면 건강에 큰 문제가 생길 수 있습니다.

가공식품 속 '인' 콩팥병 환자에게 왜 위험할까요?

콩팥 기능이 떨어지면 몸속의 인(Phosphorus)을 잘 배출하지 못합니다. 인이 너무 많이 쌓이면 뼈가 약해지고, 혈관이 딱딱해지며, 심장에 무리를 줄 수 있습니다. 그래서 식사에서 '인'을 너무 많이 섭취하지 않도록 주의해야 합니다. 그런데 여기서 꼭 기억해야 할 점이 하나 있습니다. 바로, 가공식품 속에 들어 있는 인은 흡수율이 매우 높다는 점입니다. 일반적인 음식, 예를 들면 채소나 생고기, 생선 등에 자연스럽게 들어 있는 인은 우리 몸이 절반 정도만 흡수합니다. 하지만 가공식품에 첨가된 인(첨가인)은 거의 90% 이상 흡수됩니다. 즉, 똑같은 양의 '인'이 들어 있다고 해도, 가공식품 속 인이 훨씬 더 많이 빠르게 우리 몸에 흡수되는 것이죠.

식품 종류	예시	주의 사항
인스턴트식품	라면, 컵라면, 즉석밥, 햄, 소시지	인산염이 보존제나 풍미제로 사용됨.
탄산음료	콜라, 일부 탄산음료	성분표에 '인산'이라는 첨가물로 표시됨.
커피류	믹스커피, 캔커피	크리머에 인산염이 들어 있을 수 있음.
제과 · 제빵	케이크, 도넛, 빵류	팽창제와 색 보존을 위해 인이 사용됨.
가공육	햄, 베이컨, 너겟, 소시지	식감개선을 위해 인산염이 첨가됨.
패스트푸드	치킨, 햄버거, 감자튀김	조리과정에서 인산염이 사용될 수 있음.
기타	아이스크림, 시리얼, 치즈 가공제품	풍미 유지와 보존을 위해 인이 들어감.

가공 '인' 어떻게 조심하면 될까요?

식품 포장지 뒷면을 꼭 확인하세요. '인산', '인산염', '인산나트륨', '피로인산', '폴리인산' 같은 말이 들어 있다면 인이 첨가된 것입니다. 가공식품 대신 자연식품 위주의 식단을 선택하세요. 직접 만든 집밥, 생야채, 생선, 두부 등이 더 안전합니다. 외식보다 집에서 식사하는 습관을 들이면 인 섭취를 줄일 수 있습니다.

정리하자면

가공식품 속 '첨가된 인'은 흡수율이 매우 높기 때문에 콩팥병 환자에게 특히 위험합니다. 라면, 콜라, 믹스커피, 햄, 소시지 같은 음식은 피하거나 줄여야 합니다. 식품 라벨을 확인하고, 가능한 한 자연식품으로 식단을 구성하는 것이 콩팥 건강을 지키는 지름길입니다.

견과류에 인이 많다고 들었는데 먹어도 될까요?

우리가 먹는 현미나 귀리 같은 잡곡이나 아몬드, 호두 같은 견과류에는 피트산이 포함되어 있습니다. 이 피트산은 인과 결합하여 흡수를 방해하는 성질이 있어, 우리가 이 음식을 먹어도 대부분의 인은 체내로 흡수되지 않습니다. 실제로 피트산은 소화기관에서 인과 결합해 배설되기 때문에, 잡곡이나 견과류를 먹은 후에 몸속에 흡수되는 인의 양은 상당히 적습니다. 즉, 잡곡이나 견과류에 들어 있는 피트산 형태의 인은 체내에서 흡수되는 양이 적기 때문에, 콩팥병 환자들이 이들을 과도하게 피할 필요는 없다고 할 수 있습니다. 하루 권장량인 마카다미아 3알, 호두 2알, 땅콩 8개, 아몬드 8개 중 한 개를 선택에 1회 섭취할 수 있습니다.

인 섭취 시 생체이용률을 고려하라

인의 혈중농도를 확인하고 생체이용률을 고려하여 섭취하라고 합니다. 예를 들어 설명해 보겠습니다. 검정콩 100g에는 인 653mg이 있습니다. 하지만 그중 체내에 생체 흡수되는 양은 약 20~50% 정도입니다.

식품	인의 종류	생체이용률
생선, 닭고기, 돼지고기, 쇠고기	유기인	40~60%
잡곡, 씨앗류, 견과류, 콩류	피트산, 피테이트	20~50%
가공식품 라면, 햄, 소시지, 콜라, 단무지 등	인산, 인산나트륨	90~100%

인의 종류에 따라 생체 이용률에 차이가 있으며 또한 인을 감소하는 조리법(물에 담그거나 끓이기)을 적용하면 제시된 양보다 더 인의 체내 흡수량을 줄일 수 있게 됩니다.

인을 줄이기 위한 조리방법

- 고기는 찬물에 한 시간 정도 담가 핏물을 제거하고 조리를 합니다.
- 기본적으로 단백질 식품을 오랜 시간(30분) 물에 담가서 가열합니다.
- 냄비를 선택한다면 일반냄비 보다 압력냄비가 좀 더 효과적으로 제거됩니다.
- 고기를 덩어리보다 로스용으로 잘라서 드세요.
- 고기를 구워 드시는 것보다 삶아 드시면 인은 40~50% 감소합니다.
- 자른 육류는 기름을 조금 섞어 물에 끓여 드세요.
- 고기나 생선에 기름을 두르고 구운 후 접시에 담기 전 키친타월로 기름을 닦고 드세요.

나트륨

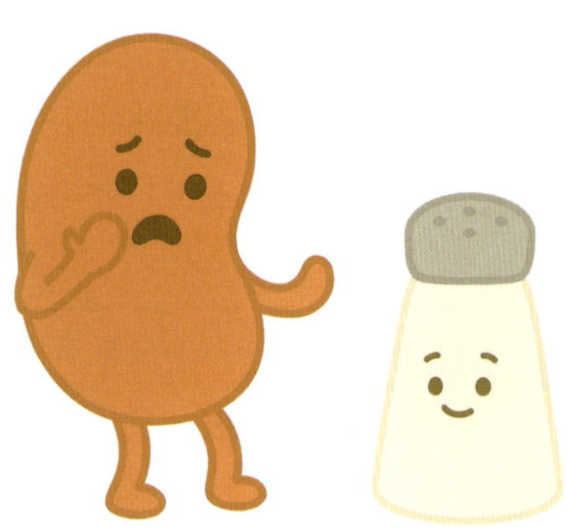

나트륨은 우리 몸에서 어떤 역할을 하나요?

보건복지부에서 발간한 2020년 한국인 영양소 섭취기준 나트륨은 성인기준 충분섭취량 1,500mg/일, 만성질환위험 감소섭취량 2,300mg/일입니다. 국제신장학회 가이드라인 나트륨 2,300mg/일(소금5.8g) 미만으로 제한하도록 권고하고 있습니다. 2023년 국민건강영양조사 기준 한국인의 하루 평균 나트륨 섭취량은 약 3,900mg/일로 권장량의 두 배 이상 섭취하고 있습니다.

참고: 소금 1g = 나트륨 약 400mg

나트륨의 역할	쉽게 풀어 쓴 설명
수분 조절	수분을 끌어당겨 몸이 탈수되지 않게 도와줘요. 몸에 나트륨 양이 많으면 부종이 생길 수 있어요.
신경 · 근육 기능 조절	몸에서 신호를 주고받게 해요. 근육이 움직일 수 있게 해 줘요.
혈압 조절	혈압에 중요한 영향을 끼쳐요.

한국인(성인)의 영양소 섭취기준: 나트륨(mg/일)			
필요추정량	권장섭취량	충분섭취량	만성질환위험 감소섭취량
-	-	1,500	2,300

국제신장학회와 임상영양학회에서는 하루 나트륨 섭취량을 2,300mg 미만으로 제한할 것을 권장하고 있으며, 이는 소금으로 환산하면 약 5.8g에 해당합니다. 일반적인 식사에서는 한 끼에 약 2~3g의 소금이 섭취되는 것으로 알려져 있습니다. 이 중 약 50%는 생선, 고기, 두부 등 어육류 식품에서 비롯됩니다. 하지만 만성콩팥병 환자들은 단백질 섭취를 제한해야 하기 때문에 어육류 섭취량이 적고, 결과적으로 식품 자체로부터 유래하는 소금의 양도 줄어들게 됩니다. 저단백 콩팥병 식단에서는 식품 유래 소금의 양이 대략 1~2g 정도로 예상됩니다. 저염 식단은 하루 나트륨 1,500~2,300mg 범위에서, 평균적으로 약 2,000mg(소금 약 5g) 미만을 권장합니다. 이 중 약 800mg(소금 2g)은 자연적으로 식품에 포함된 나트륨이므로, 이를 제외하면 추가로 섭취할 수 있는 나트륨은 약 1,200mg(소금 약 3g)입니다. 따라서 저염 식단에서는 한 끼당 소금 400mg(소금 1g) 정도를 조리 시에 추가로 사용할 수 있습니다.

왜 충분섭취량보다 만성질환위험감소를 위한 섭취량이 더 높을까요?

나트륨 섭취량이 하루 2,300mg을 넘으면 고혈압을 비롯한 만성질환의 위험이 높아질 수 있습니다. 이 수치는 '이 정도까지는 먹어도 괜찮다'는 뜻이 아니라, '이 이상은 섭취하지 말아야 한다'는 경고 기준입니다. 따라서 건강을 지키기 위해서는 이 기준을 넘지 않도록 주의해야 합니다. 이렇게 나트륨 섭취를 줄이면 여러 가지 이점이 있습니다. 혈압을 낮추고 몸속의 부종(붓기)을 줄이는 데 도움이 됩니다. 또한 단백뇨를 줄이는 데도 효과적이며, 약물 치료와 함께 병행하면 그 효과가 더 커집니다.

우리 몸에 나트륨이 많아지면 혈액 속의 수분이 늘어나면서 혈압이 올라가고, 콩팥으로 가는 압력도 높아집니다. 이렇게 압력이 높아지면 콩팥의 사구체라는 필터 기능을 하는 부분에 무리가 생겨, 단백질이 소변으로 빠져나가기 쉬운 상태가 됩니다. 하지만 나트륨 섭취를 줄이면 혈압도 낮아지고 콩팥에 가해지는 부담도 줄어들게 됩니다. 그러면 콩팥의 필터 기능이 안정되어 단백질이 덜 새어나가게 되며, 결과적으로 단백뇨가 줄어들게 되는 것입니다. 또한, 나트륨을 줄이면 일부 약물(예: RAS 차단제)의 단백뇨 감소 효과도 더 좋아진다는 연구 결과도 있어요. 그래서 콩팥병 환자에게는 저염식이 매우 중요한 치료 전략 중 하나입니다.

자연 식품(곡류, 채소, 과일, 고기, 생선, 계란 등)에 포함된 나트륨 섭취량은 하루 평균 약 2g 정도지만, 이 중 대부분은 어육류 반찬에서 비롯됩니다. 따라서 저단백식을 하는 만성신부전 환자의 경우, 자연 식품을 통해 섭취하는 나트륨 양은 하루 약 1g 정도입니다. 나트륨은 우리 몸에 꼭 필요한 영양소입니다. 나트륨은 체액의 균형을 유지하고, 신경 자극을 전달하며, 근육이 제대로 움직이도록 도와줍니다. 이처럼 나트륨은 생명을 유지하는 데 중요한 역할을 하기 때문에, 아예 소금을 전혀 먹지 않는 극단적인 무염 식사는 건강에 해로울 수 있습니다. 특히 땀을 많이 흘리는 여름철이나, 활동량이 많거나, 고령자, 특정 질환을 가진 사람의 경우에는 몸에서 나트륨이 빠져나가면서 저나트륨혈증이 생길 수 있습니다. 이로 인해 어지럼증, 근육 경련, 심한 경우 의식저하와 같은 문제가 생길 수 있습니다. 자연식품에도 소량의 나트륨이 들어 있기 때문에 별도로 소금을 많이 넣지 않아도 기본적인 생리 기능을 유지하는 데는 큰 문제가 없지만, 그렇다고 해서 소금을 완전히 배제하는 식사는 장기간 지속하기 어렵고 위험할 수 있습니다. 따라서 건강을 위해서는 소금을 아예 끊기보다는 줄이는 것이 중요합니다. 조미료나 가공식품처럼 숨은 나트륨을 줄이고, 간을 싱겁게 맞추는 저염 식사가 바람직합니다.

식품별 소금 1g(나트륨 400mg)에 해당하는 양

식품	소금 1g이 들어 있는 양
배추김치	약 55g(4쪽)
깍두기	약 60g(약 4~6조각)
오이지	약 1/5개(약 3~4조각)
고추장	약 15g
된장	약 10g
쌈장	약 12g
머스타드	약 10g
케첩	약 30g
진간장	약 7g
우스타소스	약 10g
마요네즈	약 40g
쓰리라차	약 15g
굴소스	약 9g

저염식사를 맛있게 하려면?

- 염분이 들어 있지 않은 양념을 사용하면 입맛을 돋울 수 있습니다. (설탕, 식초, 레몬즙, 마늘, 겨자, 고추냉이)
- 고소한 맛을 사용합니다. (볶음, 튀김, 전 등을 이용)
- 샐러드나 생채 등 신선한 조리법을 이용합니다.
- 조리 후에 양념간장 등을 찍어먹어 재료표면에 맛을 냅니다.
- 허용된 염분량을 한두 가지 음식에 집중적으로 넣습니다.

- 일품식을 이용해 봅니다. (비빔밥, 오므라이스 등)

저염식의 요령

이를 실천하기 위해 다음과 같은 방법을 활용할 수 있습니다.

- 국물 섭취 줄이기: 국, 찌개, 라면의 국물은 나트륨 함량이 높기 때문에 가급적 적게 먹는 것이 좋습니다.
- 가공식품 줄이기: 햄, 소시지, 어묵, 치즈 같은 가공식품에는 나트륨이 많이 들어 있으므로 신선한 재료로 조리하는 것이 좋습니다.
- 싱겁게 요리하기: 소금 대신 허브, 후추, 마늘, 양파, 레몬즙 등을 활용하면 맛을 유지하면서도 나트륨 섭취를 줄일 수 있습니다.
- 나트륨 함량 확인하기: 가공식품이나 외식 메뉴를 선택할 때 나트륨 함량을 확인하는 습관을 들이면 도움이 됩니다.
- 먹기 직전 간 조절하기: 조리 과정에서 소금을 최소화하고, 식사 직전에 소량의 소금이나 간장을 찍어 맛을 더하는 방법을 활용하면 전체 나트륨 섭취는 줄이면서도 원하는 풍미를 유지할 수 있습니다.

짠 음식을 과하게 섭취하면 혈압이 높아지고, 콩팥의 기능이 저하될 위험이 커집니다. 하지만 소금 섭취를 줄이면 혈압 조절이 쉬워지고, 단백뇨도 줄어들며, 콩팥 건강을 오래 유지할 수 있습니다. 콩팥을 건강하게 지키기 위해서는 싱겁게 먹는 습관을 들이고, 신선한 식재료를 활용한 건강한 식단을 유지하는 것이 중요합니다. 오늘부터라도 소금 섭취를 줄이는 작은 실천을 시작해 보시는 건 어떨까요?

물 그리고 음료

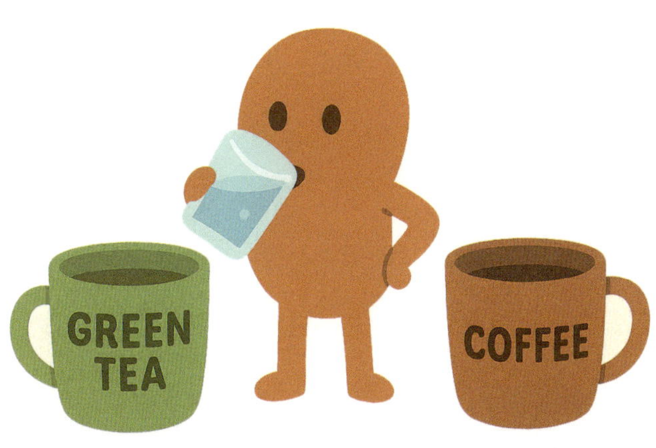

물은 우리 몸에서 어떤 역할을 하나요?

물의 역할	쉽게 풀어 쓴 설명
영양소와 노폐물 운반	혈액과 림프 속 물은 영양소와 산소를 세포에 전달하고, 노폐물을 밖으로 내보내는 데 도움을 줘요.
체온 조절	땀을 흘리거나 증발하면서 체온을 일정하게 유지할 수 있도록 도와줘요.
체내 화학반응의 매개	대부분의 대사 반응은 물속에서 일어나요. 물은 몸속 화학반응에 꼭 필요한 환경이에요.
관절과 장기 보호	물은 관절 사이 윤활 작용을 하고, 장기와 조직을 보호하는 쿠션 역할을 해요.
체내 수분 균형 유지	수분이 부족하면 몸의 기능이 떨어져요. 물은 체내 수분 균형을 유지하는 데 꼭 필요해요.

- 노폐물을 희석해 소변으로 잘 배출되게 도와줘요.
- 혈액이 끈적이지 않게 도와줘서 혈액순환에 도움을 줘요.
- 체온 조절에도 필요하고, 변비를 예방하는 데도 효과가 있어요.
- 약을 복용할 때 물이 있어야 약이 잘 흡수되고 작용할 수 있어요.

물은 얼마나 마셔야 할까요?

물의 양은 사람마다 다르기 때문에, 보통은 의사나 영양사와 상의해서 하루 적정량을 정해야 합니다. 일반적으로 소변을 하루 1,000mL 본다면, 보통은 1,200~1,500mL 정도 마시는 것이 안전합니다.

만약 저나트륨혈증의 기왕력이 있거나, 몸이 자주 붓거나, 소변이 거의 나오지 않는다면 물을 제한해야 할 수도 있습니다.

콩팥병에서 물이 중요한 이유는 뭘까요?

우리 몸은 약 60%가 물로 이루어져 있습니다. 그만큼 물은 생명을 유지하는 데 꼭 필요한 존재입니다. 특히 콩팥은 물과 가장 밀접한 관계가 있는 장기입니다. 콩팥은 하루 종일 쉬지 않고 몸속의 노폐물과 여분의 물, 전해질(칼륨, 나트륨 등)을 걸러내어 소변으로 내보내는 역할을 합니다. 그런데 몸에 물이 부족하면 콩팥이 제대로 일을 할 수 없고, 노폐물이 쌓여 몸이 더 나빠질 수 있습니다. 반대로 물을 너무 많이 마시면 콩팥이 약한 사람에겐 오히려 부담이 될 수도 있습니다. 그래서 콩팥이 나빠졌다고 해서 무조건 물을 많이 마셔야 하는 것도 아니고, 무조건 줄여야 하는 것도 아닙니다. 환자의 콩팥 기능, 부종(몸이 붓는 증상), 소변량, 심장 상태 등을 모두 고려해 적절한 양을 정해서 마셔야 합니다.

어떤 물이 좋을까요?

일반적으로는 깨끗한 정수물이나 생수면 충분합니다. 특별히 알칼리수, 이온수, 기적의 물처럼 광고되는 건강기능수는 콩팥병에 도움이 된다는 과학적 근거가 없습니다. 탄산수, 과일향 물, 설탕이 들어간 음료는 피하는 것이 좋습니다. 칼륨, 인, 나트륨이 많이 들어 있는 이온음료는 주의해야 합니다. 라벨을 확인하고, 무기질(=미네랄) 함량이 너무 높은 물은 피하세요.

커피 괜찮을까요?

커피 한 잔, 콩팥병 환자에게도 괜찮을까?

"커피는 몸에 안 좋다."고 들은 적이 있을지도 모르지만, 사실 커피 한 잔은 콩팥 건강에 도움이 될 수 있다는 연구들도 많습니다. 커피에는 항산화 물질이 들어 있어 세포 손상을 줄이는 데 도움이 되고, 기분을 좋게 해 주며, 변비 예방에도 효과가 있습니다. 콩팥병이 있어도 하루 1잔 정도의 블랙커피는 대부분 괜찮습니다. 특히 당분이나 크림을 넣지 않은 '아메리카노'처럼 연한 커피는 비교적 안전합니다. 오히려 무조건 커피를 끊으려고 스트레스를 받는 것보다, 하루 한 잔의 커피로 기분을 편하게 유지하는 것이 더 좋을 수 있어요. 하지만 콩팥병이 있는 사람은 커피를 마실 때 몇 가지 주의할 점이 있습니다.

주의할 점	설명
카페인	커피에는 카페인이 있어 이뇨작용을 하므로, 소변이 너무 많이 나오거나 탈수 위험이 있는 사람은 주의해야 해요. 불면증이 생기면 혈압이 상승할 위험이 있어요.
수분 제한	콩팥 기능이 더 나빠져 하루 물을 제한해야 하는 경우, 커피도 수분 섭취량에 포함돼요.
첨가물	프림, 설탕, 시럽, 크림 등을 넣으면 인, 칼륨, 나트륨 함량이 올라가므로 피하는 게 좋아요.
인산염	믹스커피나 인스턴트커피에는 인산염이 숨겨져 있을 수 있어요. 콩팥병 환자는 가공된 커피보다 직접 내린 커피를 선택하는 것이 좋아요.

콩팥이 약해진 사람들은 음식이나 음료를 고를 때 조금 더 신중해야 합니다. 차(tea)는 건강에 좋은 느낌이 있지만, 콩팥병 3단계에서는 모든 차가 다 좋은 건 아닙니다.

콩팥 기능이 약한 분들에게 수분 보충용으로 가장 추천되는 음료는 생수나 정수기 물입니다. 간혹 둥글레차, 여주차, 돼지감자차, 결명자차, 옥수수수염차 등을 물처럼 하루 종일 다려 마시는 경우가 있으나, 차는 물을 대신할 수 없으며, 이러한 차들도 섭취는 하루 한 잔 이내로 제한하는 것이 바람직합니다. 커피, 녹차, 홍차와 같이 카페인이 들어 있는 차도 하루 한 잔 이내로 드시는 것이 좋으나 주의가 필요합니다. 카페인은 이뇨작용을 일으켜 체내의 수분과 전해질이 과도하게 빠져나갈 수 있어, 탈수나 전해질 불균형을 유발할 수 있습니다. 따라서 소변량이 적거나 부종이 있는 경우, 카페인이 함유된 차는 콩팥에 부담을 줄 수 있으므로 더욱 신중하게 제한해야 합니다. 또한, 허브차, 약차, 달인 물 중 일부는 칼륨 함량이 높거나 혈압에 영향을 줄 수 있는 성분을 함유하고 있어 콩팥 기능이 약한 분들에겐 가급적 섭취를 피하는 것이 안전합니다. 이런 점도 함께 기억하세요. 차는 '물'처럼 마시는 것이 아니라, '음료'로서 하루 섭취량을 조절하는 것이 중요합니다. 어떤 차를 마시든 진하게 우리기보다는 연하게, 하루 한 잔 정도가 적당합니다. 몸이 붓거나, 소변량이 줄거나, 칼륨 수치가 높은 사람은 꼭 전문가와 상담한 후에 섭취하세요.

만성콩팥병 3단계라고 해서 모든 차를 금지하는 것은 아닙니다. 콩팥병 3단계라면 연하게 차, 커피 하루 한 잔 정도 여유롭게 즐길 수 있습니다. 하지만 음료(커피, 차, 달인 물)가 물 자리를 대신할 수 없다는 것을 명심하세요. "물은 물!"

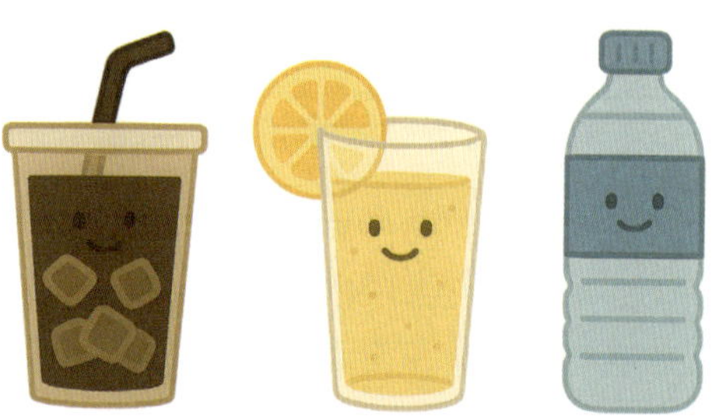

4장

식사 일기 평가

나의 적정체중 찾기 • 내가 섭취해야 할 단백질 양은? • 만성콩팥병 3단계 단백질 권장섭취량 • 식사 일기로 단백질 섭취량 계산해 보기

나의 적정체중 찾기

나에게 꼭 맞는 식단을 만들려면, 먼저 하루에 얼마나 단백질이 필요한지 알아야 합니다. 그리고 그 단백질 양은 내 몸무게에 따라 달라지기 때문에, 가장 먼저 내 몸무게를 확인하는 것이 중요합니다.

1단계: 표준 몸무게 찾기

- 표준체중을 계산합니다.
- 남성: 키(m) × 키(m) × 22 = ±10% 표준체중입니다.
- 여성: 키(m) × 키(m) × 21 = ±10% 표준체중입니다.
  - 예1) 키 170cm, 남성 63.6kg 표준체중이고, 57.2kg~70.0kg 범위 안에 있다면 표준체중입니다.
  - 예2) 키 150cm, 여성 47.3kg 표준체중이고, 42.5kg~52.0kg 범위 안에 있다면 표준체중입니다.

2단계: 현재 내 몸무게가 적정 몸무게인지 확인

이번에는 **PIBW(Percentage of Ideal Body Weight, 이상체중 대비 백분율)** 라고 불리는, 이상체중 대비 백분율을 기준으로 해서 저체중, 정상체중, 과체중, 비만을 구분하는 방법을 알아보겠습니다. PIBW는 '내가 표준체중에 비해 어느 정도인지'를 백분율로 나타내는 방법입니다.

PIBW(%) = 현재 내 체중 ÷ 표준체중 × 100

이렇게 계산한 수치를 통해 내 체중이 표준보다 얼마나 적거나 많은지를 알 수 있습니다. 이제 이 수치를 기준으로 체중상태를 어떻게 나누는지 살펴볼겠습니다.

PIBW 기준표(아시아 기준)

PIBW(%) 범위	상태	설명
< 90%	저체중	이상체중보다 10% 이상 부족
90~109%	정상체중	건강한 체중 범위(표준체중 대비 ±10%)
110~119%	과체중	표준체중보다 10~19% 많음, 건강 관리 필요
120% 이상	비만	비만, 심혈관질환·대사질환 위험 증가

예시)

키 160cm, 남성, 체중 50kg인 경우: 표준체중 = 56.3kg

PIBW = (현재체중 50kg ÷ 표준체중 56.3kg) × 100 = 88.8% → 저체중

3단계: 건강체중 범위 내에 없다면 어떻게 해야 할까요?

체중별	적용체중
저체중	표준체중을 적용하여 단백질양을 구하세요.
과체중	표준체중을 적용하여 단백질양을 구하세요.
비만	조정체중을 적용하여 단백질양을 구하세요.

■ 조정체중

조정체중(Adjusted Body Weight, ABW)이란?

조정체중은 비만이 있는 사람의 영양 요구량을 계산할 때 사용하는 체중입니다. 단순히 실제 체중을 기준으로 계산하면 영양소가 과하게 계산될 수 있기 때문에, 표준체중과 실제 체중 사이에서 적절한 중간값을 사용하는 것입니다.

■ 조정체중 계산 공식

조정체중(kg) = 표준체중 + [(실제체중 - 표준체중) × 0.25]

예시)

남성, 키 160cm, 실제체중 80kg인 경우 → 표준체중 = 56.3kg

PIBW = 80kg ÷ 56.3kg × 100 = 142% → 비만

조정체중 = 56.3 + [(80 - 56.3) × 0.25]

$\qquad$ = 56.3 + (23.7 × 0.25) = 56.3 + 5.9 = 62.2kg

이렇게 계산한 조정체중을 기준으로 단백질이나 열량 같은 영양소를 계산하면, 과도한 섭취를 피하면서도 필요한 영양은 충분히 공급할 수 있습니다.

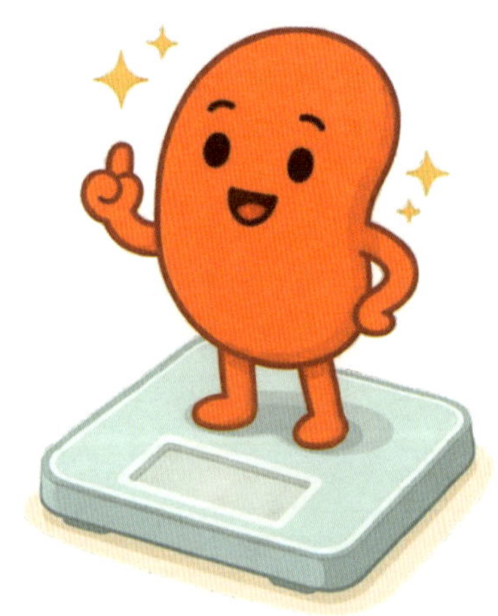

내가 섭취해야 할 단백질 양은?

1단계: 적정 단백질 섭취량 구하기

- 건강 상태에 따라 체중 1kg당 단백질 필요량 계산
- **만성콩팥병(투석전) 0.8g/kg/day(체중당 하루 섭취량)**

※ 당뇨병 여부와 관계없이 동일하게 적용합니다.

실제 예시로 계산해 봅시다.

■ 환자 예시1

질병: 만성콩팥병 3단계(eGFR45), 당뇨병 없음

환자정보: 김이란(가명), 여성, 23세, 키 160cm, 몸무게 50kg

체중	체중공식	정답
표준체중은?	키(m) × 키(m) × 21(여성) = ±10% 1.6 × 1.6 × 21 = 53.8kg	53.8kg (48.4kg~59.2kg)
적정몸무게인가?	PIBW(%) = 현재체중 ÷ 표준체중 × 100 50kg ÷ 53.8kg × 100 = 93%	93%, 적정몸무게
단백질 양은?	만성콩팥병 3단계(3기) 단백질 = 0.8g/kg 표준체중 53.8kg × 0.8g = 43g 또는 현재체중 50kg × 0.8g = 40g ※ 현재체중이 표준체중 범위 내에 있다면 현재체중을 사용해도 　무방함.	약 40~43g

■ **환자 예시2**

질병: 만성콩팥병 3단계(eGFR35), 당뇨병 없음

환자정보: 손정민(가명), 남성, 30세, 키 175cm, 몸무게 90kg

체중	체중공식	정답
표준체중은?	키(m) × 키(m) × 22(남성) = ±10% 계산 ☞ 1.75 × 1.75 × 22 = 67.4kg	67.4kg (60.7kg~74.1kg)
적정몸무게인가?	PIBW(%) = 현재체중 ÷ 표준체중 × 100 계산 ☞ 90kg ÷ 67.4kg × 100 = 134%	134%, 비만
조정체중은?	조정체중(kg) = 표준체중 + [(실제체중-표준체중) × 0.25] 계산 ☞ 67.4kg + [(90kg-67.4kg) × 0.25] = 73.1kg	73.1kg
단백질 양은?	만성콩팥병 3단계 = 0.8g/kg 계산 ☞ 73.1kg × 0.8g = 58g ※ 비만인 경우 조정체중을 구하여 단백질 양을 구합니다.	약 58g

■ **환자 예시3**

질병: 만성콩팥병 3단계(eGFR32), 당뇨병 있음

환자정보: 이강한(가명), 남성, 50세, 키 155cm, 몸무게 62kg

체중	체중공식	정답
표준체중은?	키(m) × 키(m) × 22(남성) = ±10% 계산 ☞ 1.55 × 1.55 × 22 = 52.9kg	52.9kg (47.6kg~58.2kg)
적정몸무게인가?	PIBW(%) = 현재 내 체중 ÷ 표준체중 × 100 계산 ☞ 62kg ÷ 52.9kg × 100 = 117%	117%, 과체중
체중적용은? → 표준체중	표준체중 = 52.9kg ±10% 계산 ☞ 47.6kg ~ 52.9kg ~ 58.2kg	표준체중범위 58.2kg 적용
단백질 양은?	만성콩팥병 3단계, 당뇨병 상관 없이 0.8g/kg 계산 ☞ 58kg × 0.8g/kg = 46g ※ 48kg~58kg 등 표준체중 범위 내에 어떤 몸무게든 적용할 수 있어요.	약 46g

만성콩팥병 3단계 단백질 권장섭취량

몸무게(kg)	체중당 0.8g	몸무게(kg)	체중당 0.8g
50	40	66	53
51	41	67	54
52	42	68	54
53	42	69	55
54	43	70	56
55	44	71	57
56	45	72	58
57	46	73	58
58	46	74	59
59	47	75	60
60	48	76	61
61	49	77	62
62	50	78	62
63	50	79	63
64	51	80	64
65	52		

※ 체중기준은 현재체중, 표준체중, 조정체중 등을 적용합니다.

식사 일기로 단백질 섭취량 계산해 보기

단백질을 얼마나, 어떤 음식에서 섭취했을까요?

만성콩팥병 3단계 식사의 핵심은 저단백식과 저염식입니다. 이번 장에서는 환자 식사일기를 바탕으로 단백질 섭취량을 스스로 확인하는 방법을 연습합니다. 어떤 음식에 단백질이 포함되어 있는지, 그리고 그 양이 어느 정도인지 직접 계산해 보며 감을 익히는 과정입니다. 모든 식품의 단백질 함량을 외울 필요는 없습니다. 다음의 기본 기준만 기억하면 대략적인 섭취량을 충분히 가늠할 수 있습니다.

- 밥 한 공기 분량의 곡류: 단백질 약 6g
- 달걀 1개 크기의 어육류군(단백질찬): 단백질 약 8g
- 채소 반찬 1접시: 단백질 약 1~2g
- 우유 1팩(200mL 기준): 단백질 약 6g

이 기준을 바탕으로 본인의 식사일기를 작성하여, 하루 단백질 섭취량이 어느 정도인지 직접 평가해 보시기 바랍니다. 저염식에 관한 내용은 마지막 장에서 상세히 다루겠습니다.

이제 시작해 보겠습니다.

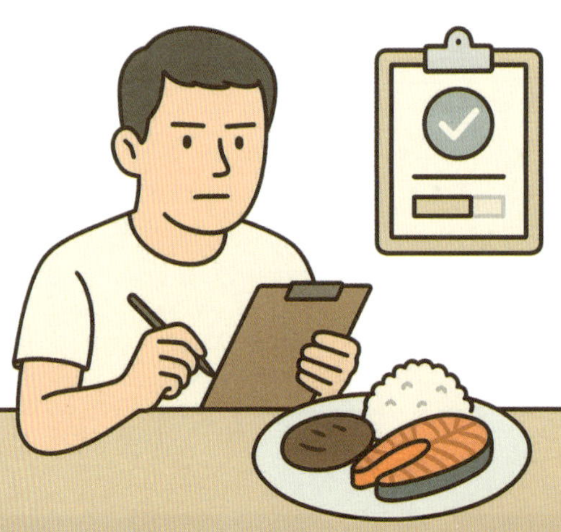

단백질 어디에 얼마나 있을까?

식품군	단백질(g)	열량(kcal)	식품			
곡류군	2	100	흰밥 또는 현미밥 ⅓공기	식빵 35g, 1장	고구마 70g, ½개	감자(중) 1개
어육류군	8	75	고기 40g	생선 50g	달걀 1개	두부 80g
채소군	1	20	가지 ⅔개	호박 ½개	파프리카 ½개	오이 ⅓개
	2		생미역 1접시	미나리 1접시	브로콜리 ½개	콩나물 50g
지방군	0	45	땅콩 8개	호두 1½개	콩기름 5g	버터 6g
우유군	6	125	우유 1잔	두유 1잔	요거트 1컵	그릭요커트 1컵
과일군	0	50	사과 ½개	오렌지 ½개	수박 1쪽	블루베리 1곽
열량 보충군	0	100	꿀 30g	설탕 25g	사탕 25g	젤리 30g

■ 환자 식사1

- 이름: 김미정(가명)
- 나이/직업: 50세, 전업주부
- 신체계측: 키 155cm, 몸무게 50kg, 활동량 보통
- 진단: 당뇨병성 만성콩팥병 3a단계(CKD G3a), 고혈압 동반
- 최근 혈액검사: eGFR 52, 칼륨 4.6 mEq/L(정상범위)

	아침 식사	점심 식사	저녁 식사
실제 식사			
추정 단백질양	흰밥 1공기: 6g 채소된장국: 2g 두부구이(2단위): 16g 마늘종볶음: 1g 숙주무침: 1g	흰밥 1공기: 6g 미역국: 2g 연어구이: 8g 브로콜리볶음: 2g 연근조림: 1g	흰밥 1공기: 6g 콩나물국: 2g 달걀찜(2알): 16g 가지나물: 1g 애호박볶음: 1g

하루 권장 단백질 양	1.55m × 1.55m × 21(여자) × 0.8g = 약 50g
하루 권장 나트륨 양	나트륨 2,000mg(소금 5g)
현재 추정 단백질 양	하루 평균 71g 섭취
임상영양사 식사평가	• 현재 단백질 섭취량이 권장량보다 1.4배 이상입니다. 하루 세 끼 중 한 끼 정도는 어육류찬(고기, 생선, 두부, 달걀, 콩 등)이 포함되지 않는 식사로 조절하는 것을 권해 드립니다. • 채소의 단백질 함량은 반찬 접시 하나당 1~2g으로 계산하시면 됩니다. • 식품교환표를 확인하시면 보다 정확한 단백질 양을 알 수 있습니다. • 만성콩팥병 3단계에서는 칼륨이 정상범위인 경우 잡곡밥 섭취가 가능합니다. 콩팥병이 있다고 해서 반드시 흰밥만 드셔야 하는 것은 아닙니다. • 저염식을 실천하기 위해 국은 건더기 위주로 드시고, 국을 국그릇 대신 밥그릇과 같은 크기의 그릇에 담아 드시는 것도 도움이 됩니다.

■ **환자 식사2**

- 이름: 이민우(가명)
- 나이/직업: 21세, 대학생
- 운동 습관: 고등학교 시절 웨이트 트레이닝 경험 있음. 현재는 운동량 적음
- 신체정보: 키 178cm, 체중 65kg(체중 및 근육량 감소 중)
- 진단 병명: FSGS로 인한 만성콩팥병 3a단계(CKD G3a)
- 주요 증상: 체중 감소, 근육 감소, 피로감
- 최근 검사 소견: eGFR 55, 단백뇨(urine PCR) 약 0.8mg/mg Cr
- 혈압: 125/80 mmHg

	아침 식사	점심 식사	저녁 식사
실제 식사			
추정 단백질양	단백질 음료: 25g 크림빵 1개: 5g	제육덮밥: 30g	떡볶이 1인분: 6g 순대 0.5인분: 6g 김말이 튀김 3개: 3g

하루 권장 단백질 양	1.78m × 1.78m × 22(남자) × 0.8g = 약 56g
하루 권장 나트륨 양	나트륨 2,000mg(소금 5g)
현재 추정 단백질 양	하루 평균 78g 섭취
임상영양사 식사평가	• 단백질(프로틴) 제품은 계획된 식사의 일부가 아닌 경우, 선택을 가능한 피하도록 합니다. • 제육덮밥 · 떡볶이 · 순대 같은 외식 메뉴는 7장 외식 영양성분표를 참고하거나 목측량으로 단백질 양을 확인합니다. • 떡볶이떡 10개는 단백질 약 4g, 찰순대 1알과 김말이 튀김 1개는 각각 단백질 약 1g으로 계산합니다. • 제육볶음 등 육류를 섭취할 때에는 단백질 함량이 낮은 저단백밥을 이용해 보시기 바랍니다. • 튀김류는 단백질 함량이 낮은 김말이, 당면 만두 튀김, 야채 튀김 등을 제안할 수 있으나, 권장되는 식품은 아니므로 섭취 빈도는 최소화합니다.

■ 환자 식사3

- 이름: 이수연(가명)
- 나이: 32세, 미술강사
- 신체계측: 165cm, 몸무게 60kg
- 진단: IgA 신증, 만성콩팥병 3b단계(CKD G3b)
- 최근 혈액검사: eGFR 33, 칼륨 5.4 mEq/L

	아침 식사	점심 식사	저녁 식사
실제 식사			
추정 단백질 양	고구마 1개: 4g 오렌지 ½개: 0g 샐러드 1접시: 2g 달걀 1개: 8g 요거트 1개: 6g	흑미밥 채소포케 흑미밥 140g: 4g 병아리콩 30g: 5g 모듬채소: 3g 달걀 ½개: 4g	해독주스 브로콜리 50g: 2g 키위 100g: 0g 케일 35g: 1g 양배추 35g: 1g

하루 권장 단백질 양	1.65m × 1.65m × 21(여자) × 0.8g = 약 46g
하루 권장 나트륨 양	나트륨 2,000mg(소금 5g)
현재 추정 단백질 양	하루 평균 40g 섭취
임상영양사 식사평가	• 고구마, 감자, 채소 등으로 구성된 채식 식단도 단백질이 포함되어 있으므로 단백질 카운트를 놓치지 않습니다. • 채소주스와 과일주스는 만성콩팥병 3단계 식단에서 권장되지 않습니다. • 콩 2~3큰술(20~30g)을 섭취하면, 탄수화물 콩(병아리콩, 완두콩, 팥)은 단백질 약 4~5g을 섭취하게 됩니다. • 만성콩팥병 3b단계에서는 혈중 칼륨 수치를 정기적으로 확인하고, 고칼륨 식재료는 주의하며 칼륨 제거 조리법을 적용해야 합니다. • 아침 식단에 포함된 달걀, 요거트는 단백질 함량이 높으므로 섭취를 조절하고 올리브유 드레싱 등 지방 식품을 활용해 부족한 열량을 보완할 수 있습니다.

■ **환자 식사4**

- 이름: 박정훈(가명)
- 나이: 47세, 회사원
- 신체계측: 키 180cm, 몸무게 78kg
- 진단: 다낭신, 만성콩팥병 3a단계(CKD G3a)
- 최근 혈액검사: eGFR 47, 단백뇨 + 1

	아침 식사	점심 식사	저녁 식사
실제 식사			
단백질 양	참치김밥 1줄: 14g 콜라 1캔: 0g	설렁탕: 60g 흰밥: 6g 깍두기: 1g	왕돈가스: 33g 흰밥: 6g 양배추샐러드: 1g 감자샐러드: 1g

하루 권장 단백질 양	1.8m × 1.8m × 22(남자) × 0.8g = 약 57g
하루 권장 나트륨 양	나트륨 2,000mg(소금 5g)
현재 추정 단백질 양	하루 평균 122g 섭취
임상영양사 식사평가	• 외식 메뉴의 단백질 함량은 7장 '외식 종류별 영양성분'을 참고하시고, 실제 섭취량에 따라 단백질 양은 달라질 수 있습니다. • 돈가스는 적정량만 섭취하고, 저단백 햇반을 활용하며, 양배추샐러드와 감자샐러드의 양을 늘려 식사합니다. • 김밥은 채소김밥 위주로 선택하며, 가능하면 단무지와 햄은 제외하도록 요청합니다. • 국물은 섭취하지 않는 것을 원칙으로 합니다. 저염 식사를 위해 하루 한 끼는 클린식단(자연식품)을 실천하는 것을 권장합니다. 예: 삶은 고구마, 양배추샐러드, 사과 등 • 설렁탕 대신 된장국, 콩나물국 등 단백질 함량이 낮은 국을 선택합니다. • 콜라는 단백질은 없지만 인 함량이 높아 주의가 필요합니다. 물이 가장 안전하며, 음료를 선택해야 할 경우에는 식품표시를 확인하여 첨가된 인과 칼륨이 없는 제품을 선택합니다.

5장

식품교환표로 만드는 균형 잡힌 식단

나의 식품교환표 만들기 · 만성콩팥병 열량별 식품교환단위 배분표 · 신장질환 식품교환표 · 식품교환표를 이용한 식단 작성 · 식품교환표로 식단 짜기 · 만성콩팥병 식단 1 · 만성콩팥병 식단 2 · 나의 식단 만들기

이번 5장에서는 식품교환표를 활용해 식단을 구성해 보겠습니다. 에너지 섭취량에 따른 식품교환단위 배분표 예시를 참고하고, 1일 섭취 에너지는 개인의 의학적 상태, 현재 식습관, 선호도를 반영해 개별적으로 조정합니다. 식품 목록은 다음 6장 식품교환표에서 확인할 수 있습니다. 본 장은 환자분과 전문가 모두가 함께 볼 수 있도록 구성되어 있으며, 내용이 어렵게 느껴지신다면 먼저 열량별 식품교환단위 배분표에서 어육류군 단위수를 확인하시고 8장 '만성콩팥병 3단계의 식사 원리'를 참고하시기 바랍니다. 조금 어려워도 괜찮습니다. 천천히 따라오시면 됩니다.

나의 식품교환표 만들기

나의 적정체중 찾기(4장 참고)

키(미터) × 키(미터) × 22(남자), 21(여자) = _______kg

예) 당뇨 없는 만성콩팥병 40세, 남자, 키 170cm, 현재 몸무게 72kg

　　PIBW(%): 72kg ÷ 63.6kg × 100 = 113% (과체중)

　　표준체중: 1.7m × 1.7m × 남자(22) = 63.6kg

나의 하루 적정 단백질 섭취량은?

현재체중이 과체중이므로 표준체중으로 하루 적정 단백질 섭취량을 계산합니다.

하루 적정 단백질 섭취량: 63.6kg × 0.8g = 51g

나의 하루 필요 열량은?

구분	가벼운 활동	보통 활동	강한 활동
	앉아서 하는 일 (일반사무, 관리)	서서 하는 일 (서비스, 판매, 제조, 가공업)	활동량이 많은 일 (농업, 어업, 건설, 축산업)
정상체중이면서 60세 이하	표준체중 × 25~30(kcal/일)	표준체중 × 30~35(kcal/일)	표준체중 × 35~40(kcal/일)
정상체중이면서 60세 이상	표준체중 × 20~25(kcal/일)	표준체중 × 25~30(kcal/일)	표준체중 × 30~35(kcal/일)
비만	조정체중 × 20~25(kcal/일)	조정체중 × 25~30(kcal/일)	조정체중 × 30~35(kcal/일)

※ 위 표는 설명을 위해 정리한 자료입니다. 실제 필요 열량은 체중 변화와 건강 상태에 따라 달라질 수 있으므로, 정확한 관리를 위해 의사 · 임상영양사와 상담하시길 권합니다.

■ **환자 예시1**

질병: 만성콩팥병 3단계(eGFR45), 당뇨병 없음, 칼륨 수치 정상

환자정보: 김나희(가명), 여성, 32세, 키 160cm, 몸무게 50kg, 필라테스 강사

체중	계산하기						
표준체중은?	키(m) × 키(m) × 21(여성) 1.60 × 1.60 × 21 = 53.8kg 허용체중범위 = 표준체중 × 0.9~1.1 = 48.4kg~59.2kg → 정상체중						
하루 적정 단백질 섭취량?	53.8kg(표준체중) × 0.8g = 약 43g 50kg(현재체중) × 0.8g = 약 40g 하루 적정 단백질 섭취량은: 약 40~43g 정상체중이라면 표준체중 또는 현재체중을 사용합니다.						
하루 열량은?	53.8kg × 35~38kcal(강한 활동) = 1883~2044kcal/일 1900kcal~2000kcal 가운데 활동량에 맞춰 선택합니다.						
식품교환단위? 예) 2000kcal	열량: 2000kcal, 단백질: 43g → 열량별 식품교환단위 배분표(2) 적용						
	곡류군	어육류군	채소군	지방군	우유군	과일군	열량보충군
	10	2	4	10	0.5	2	1.5

※ 열량별 식품교환단위 배분표는 뒷장에 있으며 나에게 가장 근접한 배분표를 찾아 적용합니다.

■ 환자 예시2

질병: 만성콩팥병 3단계(eGFR35), 당뇨병 있음

환자정보: 손정일(가명), 남성, 65세, 키 175cm, 몸무게 70kg, 보통의 활동

체중	계산하기						
표준체중은?	키(m) × 키(m) × 22(남성) 1.75 × 1.75 × 22 = 67.4kg 허용체중범위 = 표준체중 × 0.9~1.1 = 60.7kg~74.1kg → 정상체중						
하루 적정 단백질 섭취량?	67.4kg(표준체중) × 0.8g = 약 54g 70kg(현재체중) × 0.8g = 약 56g 하루 적정 단백질 섭취량은: 약 54~56g 정상체중이라면 표준체중 또는 현재체중을 사용합니다.						
하루 열량은?	67.4kg × 25~27kcal(60세 이상, 보통의 활동) = 1685~1820kcal/일 1700kcal~1800kcal 가운데 활동량에 맞춰 선택합니다.						
식품교환단위? 예) 1800 kcal	열량 1800kcal, 단백질 55g → 열량별 식품교환단위 배분표(3) 적용						
	곡류군	어육류군	채소군	지방군	우유군	과일군	열량보충군
	11	2	7	6	0.5	2	0

※ 열량별 식품교환단위 배분표는 뒷장에 있으며 나에게 가장 근접한 배분표를 찾아 적용합니다.

■ 환자 예시3

질병: 만성콩팥병 3단계(eGFR35), 당뇨병 없음

환자정보: 김태일(가명), 남성, 55세, 키 165cm, 몸무게 80kg, 보통의 활동

체중	계산하기						
표준체중은?	키(m) × 키(m) × 22(남성) 1.65 × 1.65 × 22 = 59.9kg 허용체중범위 = 표준체중 × 0.9~1.1 = 53.9kg~65.9kg PIBW(%): 현재체중(80kg) ÷ 표준체중(59.9kg) × 100 = 134% (비만)						
비만인 경우 조정체중은?	조정체중(kg) = 표준체중 + [(실제체중-표준체중) × 0.25] 59.9kg + [(80kg-59.9kg) × 0.25] = 64.9kg						
하루 적정 단백질 섭취량?	64.9kg(조정체중) × 0.8g = 약 52g 하루 적정 단백질 섭취량은: 약 52g 비만인 경우 조정체중을 사용합니다.						
하루 열량은?	64.9kg × 26~30kcal(비만, 보통의 활동) = 1687~1947kcal/일 1700kcal~1900kcal 가운데 활동량에 맞춰 선택합니다.						
식품교환단위? 예) 1700kcal	열량: 1700kcal, 단백질: 52g → 열량별 식품교환단위 배분표(3) 적용						
	곡류군	어육류군	채소군	지방군	우유군	과일군	열량보충군
	10	2	7	6	0.5	2	0

나의 하루 적정 단백질 섭취량 및 필요 열량을 구해 봅시다

체중	체중공식						
표준체중은?	키(m) × 키(m) × 22(남성), 21(여성) 허용체중범위 ±10% 계산하기 ☞						
(비만인 경우) 조정체중은?	조정체중(kg) = 표준체중 + [(실제체중-표준체중) × 0.25] 계산하기 ☞						
하루 적정 단백질 섭취량?	체중(표준체중 또는 조정체중) × 0.8g 계산하기 ☞						
하루 열량은?	체중 × 활동계수 계산하기 ☞						
식품교환단위?	곡류군	어육류군	채소군	지방군	우유군	과일군	열량보충군

나의 단백질 양을 확인하고 나만의 식품교환표를 작성해 봅니다

	곡류군	어육류군	채소군	지방군	우유군	과일군	열량보충군
1일 교환단위							
1끼 교환단위							

- 열량별 식품교환단위 배분표는 뒷장에 있으며 나에게 가장 근접한 것을 찾아 적용합니다.
- 단백질과 칼로리가 맞지 않을 경우, 단백질 양을 우선 확인하고 열량 보충군(꿀, 설탕 등)이나 지방군(올리브유, 들기름 등)으로 열량을 조절하여 맞춥니다.
- 식단은 개인의 질병 상황이나 영양상태에 따라 달라질 수 있습니다.

만성콩팥병 열량별 식품교환단위 배분표

하루 필요 에너지는 개인의 의학적 상태, 현재 식사습관, 생활 방식, 선호도를 종합적으로 고려하여 설정합니다. 식사 구성 시 6가지 식품군을 균형 있게 배치해 영양소 요구량을 충족시키는 것이 중요합니다. 식품군 교환단위 배분은 개인마다 기호, 활동량, 섭취 패턴이 다르기 때문에 임상영양사와 상담하여 결정하는 것이 바람직합니다.

- 본 식단은 탄수화물 50~65%, 단백질 10~20%, 지방 15~30% 범위 내에서 한국인의 영양소 섭취기준을 최대한 반영하여 구성하였습니다. 영양소 비율은 권장 에너지 비율과 질환 상태를 고려하여 조정하였으며, 식품군 교환단위는 개인의 영양 요구도 및 임상 상태에 따라 변경이 가능하므로 참고 자료로 활용할 수 있는 식품교환단위 배분표 예시 3가지를 제시하였습니다.

- 만성콩팥병 환자의 식단은 여러 제한 사항을 고려해야 하므로, 개인의 기호도와 식사 패턴을 반영하여 열량별 식품교환단위 배분표를 제시하였습니다. 본인과 가장 근접한 것을 찾아 활용하시면 됩니다.

- 만성콩팥병 및 당뇨병 동반 만성콩팥병 환자의 열량별 식품교환단위는 개인의 기호도와 영양 요구도에 따라 다양하게 활용될 수 있습니다. 우유군 섭취가 어려워 어육류군 단위를 늘리고자 할 경우에는 의료진과 상담 후 칼슘 보충제를 사용할 수 있습니다. 또한 저단백 햇반을 선택하면 곡류군을 통한 단백질 섭취가 감소하므로 어육류군 단위를 추가로 조정할 수 있습니다.

만성콩팥병 열량별 식품교환단위 배분표 (1)

■ 단백질 15% 미만

열량(kcal)	1300	1400	1500	1600	1700	1800	1900	2000	2100	2200
탄수화물	65	61	62	64	67	66	68	67	66	67
단백질	9	11	11	11	11	10	10	10	11	11
지방(%)	26	28	27	25	22	24	22	23	23	22
당질(g)	213	213	236	259	282	294	317	342	342	365
단백질(g)	31	39	41	43	45	45	47	47	55	57
지방(g)	39	44	44	44	41	46	46	49	54	54
나트륨(mg)	116	166	168	170	172	172	174	177	227	229
칼륨(mg)	1210	1330	1360	1390	1320	1620	1650	1670	1790	1820
인(mg)	520	610	640	670	700	720	750	755	845	875
곡류군	8	8	9	10	11	11	12	12	12	13
어육류군	1	2	2	2	2	2	2	2	3	3
채소군	4	4	4	4	4	4	4	4	4	4
지방군	5	6	6	6	6	7	7	7	7	7
우유군	0.5	0.5	0.5	0.5	0.5	0.5	0.5	0.5	0.5	0.5
과일군	1	1	1	1	1	2	2	2	2	2
열량보충군	0	0	0	0	0	0	0	1	1	1

■ 단백질 10% 이하

열량(kcal)	1300	1400	1500	1600	1700	1800	1900	2000	2100	2200
탄수화물	59	59	61	60	60	60	60	62	63	65
단백질	9	9	10	10	9	9	9	9	9	9
지방(%)	32	32	29	30	31	31	31	29	28	26
당질(g)	192	204	227	239	250	262	286	309	332	355
단백질(g)	31	35	37	38	39	40	41	43	45	47
지방(g)	46	49	49	54	59	64	64	64	64	64
나트륨(mg)	139	165	167	168	169	170	173	175	177	179
칼륨(mg)	1720	1790	1820	1835	150	1865	1890	1920	1950	1980
인(mg)	528	575	605	620	635	650	668	698	728	758
곡류군	6	6	7	7.5	8	8.5	9	10	11	12
어육류군	1.5	2	2	2	2	2	2	2	2	2
채소군	4	4	4	4	4	4	4	4	4	4
지방군	7	7	7	8	9	10	10	10	10	10
우유군	0.5	0.5	0.5	0.5	0.5	0.5	0.5	0.5	0.5	0.5
과일군	2	2	2	2	2	2	2	2	2	2
열량보충군	0.5	1	1	1	1	1	1.5	1.5	1.5	1.5

만성콩팥병 열량별 식품교환단위 배분표 (3)

■ 단백질 15% 미만

열량(kcal)	1600	1700	1800	1900	2000	2100	2200	2300	2400	2500
탄수화물	64	66	67	63	64	65	62	63	64	65
단백질	13	12	12	13	13	13	13	13	13	13
지방(%)	23	22	21	24	23	22	25	24	23	22
당질(g)	257	280	303	303	315	338	338	361	384	407
단백질(g)	51	53	55	63	63	65	73	75	77	79
지방(g)	41	41	41	51	51	51	61	61	61	61
나트륨(mg)	168	170	172	222	222	224	274	276	278	280
칼륨(mg)	1960	1990	2020	2140	2240	2270	2390	2420	2450	2480
인(mg)	720	750	780	870	890	920	1010	1040	1070	1100
곡류군	9	10	11	11	11	12	12	13	14	15
어육류군	2	2	2	3	3	3	4	4	4	4
채소군	7	7	7	7	7	7	7	7	7	7
지방군	6	6	6	7	7	7	8	8	8	8
우유군 (저지방)	0.5	0.5	0.5	0.5	0.5	0.5	0.5	0.5	0.5	0.5
과일군	2	2	2	2	3	3	3	3	3	3
열량보충군	0	0	0	0	0	0	0	0	0	0

신장질환 식품교환표

식품군	단백질(g)	열량(kcal)	식품			
곡류군	2	100	흰밥 또는 현미밥 ⅓공기	식빵 35g, 1장	고구마 70g, ½개	감자(중) 1개
어육류군	8	75	고기 40g	생선 50g	달걀 1개	두부 80g
채소군	1	20	가지 ⅔개	호박 ½개	파프리카 ½개	오이 ⅓개
	2		생미역 1접시	미나리 1접시	브로콜리 ½개	콩나물 50g
지방군	0	45	땅콩 8개	호두 1½개	콩기름 5g	버터 6g
우유군	6	125	우유 1잔	두유 1잔	요거트 1컵	그릭요커트 1컵
과일군	0	50	사과 ½개	오렌지 ½개	수박 1쪽	블루베리 1곽
열량 보충군	0	100	꿀 30g	설탕 25g	사탕 25g	젤리 30g

식품교환표를 이용한 식단 작성

■ 예) 식단적용: 만성콩팥병의 열량별 식품교환단위 배분표 (1)

단백질 31g, 열량 1300kcal, 어육류군(단백질찬) 1단위

	곡류군	어육류군	채소군	지방군	우유군	과일군	열량보충군
1일 교환단위	8	1	4	5	0.5	1	-
1끼 교환단위	2/3/3	0/1/0	1/1/2	2/1/2	0.5/0/0	1/0/0	0/0/0

영양 성분	탄단지 (%)	열량 (kcal)	당질 (g)	단백질 (g)	지방 (g)	나트륨 (mg)	칼륨 (mg)	인 (mg)
	65:9:26	1300	213	31	39	116	1210	520

아침 메뉴	점심 메뉴	저녁 메뉴
호밀식빵 버터구이 양상추파프리카샐러드 아몬드 반줌 우유 작은컵 1잔 사과½개	현미흰밥 들기름 두부구이 호박볶음 1접시	채소 흑미볶음밥 들기름 구이김

* 6장 식품교환표를 참고하시면 다양한 식품을 선택하실 수 있습니다.

식품군	아침	점심	저녁
곡류군	2교환단위 호밀식빵 2장(70g)	3교환단위 현미흰밥 210g(1공기)	3교환단위 흑미흰밥 210g(1공기) *채소볶음밥용
어육류군	0교환단위 ×	1교환단위 들기름두부구이(80g)	0교환단위 ×
채소군	1교환단위 양상추(35g) + 파프리카(35g) 샐러드 (1접시)	1교환단위 호박볶음 70g(1접시)	2교환단위 당근, 양파, 피망 70g(1접시) 들기름구이김 1장(2g)

	2교환단위	1교환단위	2교환단위
지방군	견과류(아몬드 8알), 버터 5g(1큰술)	들기름 5g(1작은술)	콩기름 10g(2작은술)
우유군	0.5교환단위 작은 1컵(100ml)	×	×
과일군	1교환단위 사과 100g(중 ½개)	×	
열량 보충군	0.5교환단위 ×	×	×

만성콩팥병 식단 1

예) 단백질 45g(몸무게 56kg), 열량 1800kcal

교환 단위수	곡류군	어육류군	채소군	지방군	우유군	과일군	열량보충군
	11	2	4	7	0.5	2	0

영양 성분	탄단지 (%)	열량 (kcal)	당질 (g)	단백질 (g)	지방 (g)	나트륨 (mg)	칼륨 (mg)	인 (mg)
	66:10:24	1800	294	45	46	172	1620	720

식단 가이드

- 본 식단은 만성콩팥병 열량별 식품교환단위 배분표 (1)의 1800kcal 기준으로 구성하였습니다.
- 모든 열량별 식단을 담을 수는 없지만, 본 예시로 개인 식단을 구성할 때 참고 자료로 활용하시면 됩니다.
- 계량 기준은 다음과 같습니다.

  1작은술(티스푼) = 5cc, 찻숟가락 1회 분량

  1큰술(테이블스푼) = 15cc, 성인용 숟가락 1회 분량
- 어육류군의 목측량은 달걀 1개 크기를 1단위로 보며, 두부·생선·고기도 비슷한 부피를 1단위로 적용합니다.
- 채소의 목측량은 채소찬 1접시를 1단위로 보시면 됩니다.
- 칼륨 함량이 높은 식재료는 칼륨 제거 과정을 거친 뒤 조리합니다.

- 식단에는 기본양념이 포함되어 있지 않습니다. 8장의 저염소스를 참고하여 필요에 따라 적절한 소스를 추가해 사용하시면 됩니다. 참고로 설탕은 1큰술당 약 50kcal이고 나트륨은 열량이 없습니다.
- 견과류의 목측량은 엄지손가락 한 마디 크기 정도를 1단위로 보시면 됩니다.

		아침	점심	저녁
1일	메뉴	**현미떡**	**잡채덮밥**	**연어가지포케**
	곡류	현미설기떡 200g	밥 140g, 당면(건조) 120g	병아리콩밥 210g(1공기)
	어육	×	돼지고기채 40g	연어구이 50g
	채소	비트, 브로콜리찜 1접시	파프리카, 표고버섯 2접시	가지, 치커리 1접시
	지방	호두 1.5개, 마카다미아 3개	포도씨유 15g(3작은술)	올리브유 10g(2작은술)
	우유	우유 작은컵 1잔	×	×
	과일	사과 ½개	블루베리 100g	×
2일	메뉴	**프렌치토스트**	**쇠고기파인애플숙주볶음밥**	**문어뿌리채소솥밥**
	곡류	토스트식빵구이 105g(3장)	흰밥 280g(1공기 넘게)	완두콩흰밥 280g
	어육	×	다진쇠고기 40g	문어 70g
	채소	양상추, 당근 샐러드 1접시	숙주, 당근, 양파, 대파 2접시	연근, 우엉 1접시
	지방	올리브유 10g(2작은술)	콩기름 10g(2작은술)	참깨 8g, 들기름 10g
	우유	우유 작은컵 1잔	×	×
	과일	통조림 황도 중½개	파인애플 100g	×
3일	메뉴	**토르티야채소롤**	**닭가슴살채소볶음밥**	**새우스파게티**
	곡류	또띠아 105g(3장)	현미흰밥 280g	스파게티면(건조) 120g
	어육	×	닭가슴살 40g	깐새우(소 6마리)
	채소	양배추채 1접시	애호박, 표고버섯, 당근 2접시	마늘채, 브로콜리 1접시
	지방	마요네즈 16g(2큰술)	카놀라유 10g(2작은술)	올리브유 15g(3작은술)
	우유	두유 작은컵 1잔	×	×
	과일	사과채 ½개	×	방울토마토 8알

	메뉴	**빵(깜빠뉴)**	**채소쫄면**	**멸치채소김밥**
	곡류	호두크렌베리깜빠뉴 105g	쫄면(건조) 120g	현미흰밥 280g
	어육	×	삶은 달걀 1개	멸치볶음 15g
4일	채소	양상추샐러드 1접시	양배추, 당근, 상추 1접시	김밥김 2g(1장), 채소 2접시
	지방	크림치즈 30g, 호두 1.5개	들기름 10g(2작은술)	참기름 5g, 참깨 8g
	우유	두유 작은컵 1잔	×	×
	과일	딸기 7알	×	바나나 ½개
	메뉴	**시리얼**	**순두부채소비빔밥**	**골뱅이채소비빔국수**
	곡류	콘프레이크 75g(1공기)	수수흰밥 280g	소면(건조) 120g
	어육	×	순두부 200g	골뱅이 50g
5일	채소	단호박구이 1접시	버섯, 당근, 호박, 무채 2접시	당근, 양파, 대파 1접시
	지방	콩기름 5g, 땅콩 8개	들기름 10g, 참깨 8g	참기름 10g, 참깨 8g
	우유	우유 작은컵 1잔	×	×
	과일	오렌지 ½개	단감 ⅓개	×

만성콩팥병 3단계(GFR 30~59)를 위한 식사가이드

만성콩팥병 식단 2

예) 단백질 37g(몸무게 46kg), 열량 1500kcal

교환 단위수	곡류군	어육류군	채소군	지방군	우유군	과일군	열량보충군
	7	2	4	7	0.5	2	1

영양 성분	탄단지 (%)	열량 (kcal)	당질 (g)	단백질 (g)	지방 (g)	나트륨 (mg)	칼륨 (mg)	인 (mg)
	61:10:29	1500	227	37	49	167	1820	605

식단 가이드

- 만성콩팥병 열량별 식품교환단위 배분표 (2)의 1500kcal 기준으로 구성하였습니다.
- 모든 열량별 식단을 담을 수는 없지만, 본 예시로 개인 식단을 구성할 때 참고 자료로 활용하시면 됩니다.
- 계량 기준은 다음과 같습니다.

  1작은술(티스푼) = 5cc, 찻숟가락 1회 분량

  1큰술(테이블스푼) = 15cc, 성인용 숟가락 1회 분량
- 어육류군의 목측량은 달걀 1개 크기를 1단위로 보며, 두부·생선·고기도 비슷한 부피를 1단위로 적용합니다.
- 채소의 목측량은 채소찬 1접시를 1단위로 보시면 됩니다.
- 칼륨 함량이 높은 식재료는 칼륨 제거 과정을 거친 뒤 조리합니다.
- 식단에는 기본양념이 포함되어 있지 않습니다. 8장의 저염 소스를 참고하여 필요에 따라

적절한 소스를 추가해 사용하시면 됩니다. 참고로 설탕은 1큰술당 약 50kcal이고 나트륨은 열량이 없습니다.

- 견과류의 목측량은 엄지손가락 한 마디 크기 정도를 1단위로 보시면 됩니다.

		아침	점심	저녁
1일	메뉴	**현미떡**	**잡채덮밥**	**연어가지포케**
	곡류	현미설기떡 100g	밥 140g, 당면(건조) 30g	병아리콩밥 140g(⅔공기)
	어육	×	돼지고기채 40g	연어구이 50g
	채소	비트, 브로콜리찜 1접시	파프리카, 표고버섯 2접시	가지, 치커리 1접시
	지방	호두 1.5개, 마카다미아 3개	포도씨유 15g(3작은술)	올리브유 10g(2작은술)
	우유	우유 작은컵 1잔	×	×
	과일	사과 ½개	블루베리 100g	×
	열량	×	조리 시: 설탕 2큰술	×
2일	메뉴	**프렌치토스트**	**쇠고기파인애플숙주볶음밥**	**문어뿌리채소솥밥**
	곡류	토스트식빵구이 70g(2장)	흰밥 210g(1공기)	완두콩흰밥 140g(⅔공기)
	어육	×	다진쇠고기 40g	문어 70g
	채소	양상추, 당근 샐러드 1접시	숙주, 당근, 양파, 대파 2접시	연근, 우엉 1접시
	지방	올리브유 10g(2작은술)	콩기름 10g(2작은술)	참깨 8g, 들기름 10g
	우유	우유 작은컵 1잔	×	×
	과일	통조림 황도 중½개	파인애플 100g	×
	열량	꿀 1큰술	조리시: 설탕 1큰술	×
3일	메뉴	**토르티야채소롤**	**닭가슴살채소볶음밥**	**새우스파게티**
	곡류	토르티야 70g(2장)	현미흰밥 210g	스파게티면(건조) 60g
	어육	×	닭가슴살 40g	깐새우(소 6마리)
	채소	양배추채 1접시	애호박, 표고버섯, 당근 2접시	마늘채, 브로콜리 1접시
	지방	마요네즈 16g(2큰술)	카놀라유 10g(작은술)	올리브유 15g(3작은술)
	우유	두유 작은컵 1잔	×	×
	과일	사과채 ½개	×	방울토마토 8알
	열량	꿀 2큰술	×	×

만성콩팥병 3단계(GFR 30~59)를 위한 식사가이드

	메뉴	**빵(깜빠뉴)**	**채소쫄면**	**멸치채소김밥**
4일	곡류	호두크렌베리깜빠뉴 70g	쫄면(건조) 90g	현미흰밥 140g
	어육	×	삶은 달걀 1개	멸치볶음 15g
	채소	양상추샐러드 1접시	양배추, 당근, 상추 1접시	김밥김 2g(1장), 채소 2접시
	지방	크림치즈 30g, 호두 1.5개	들기름 10g(2작은술)	참기름 5g(1작은술), 참깨8g
	우유	두유 작은컵 1잔	×	×
	과일	딸기 7알	×	바나나 ½개
	열량	×	조리시: 설탕 2큰술	×
5일	메뉴	**시리얼**	**순두부채소비빔밥**	**골뱅이채소비빔국수**
	곡류	콘프레이크 50g	수수흰밥 210g	소면(건조) 60g
	어육	×	순두부 200g	골뱅이 50g
	채소	꿀단호박찜 1접시	버섯, 당근, 호박, 무채 2접시	당근, 양파, 대파 1접시
	지방	콩기름 5g, 땅콩 8개	들기름 10g, 참깨 8g	참기름 10g, 참깨 8g
	우유	우유 작은컵 1잔	×	×
	과일	오렌지 ½개	단감 ⅓개	×
	열량	꿀 1큰술	×	조리시: 설탕 1큰술

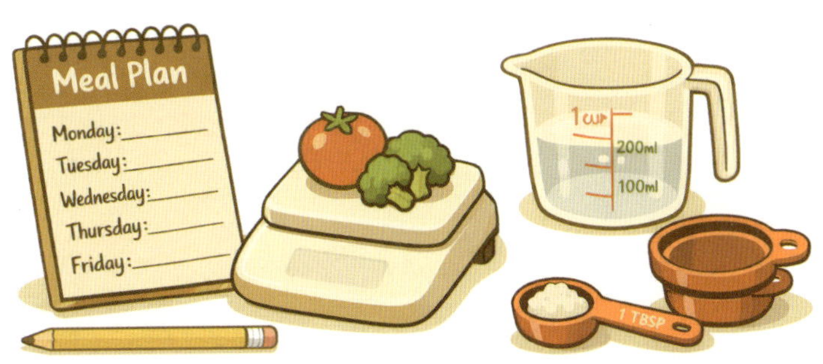

나의 식단 만들기

나만의 식단을 만들어 보세요.

	아침	점심	저녁	간식
1일				
2일				
3일				

만성콩팥병 3단계(GFR 30~59)를 위한 식사가이드

4일			
5일			
6일			
7일			

신장질환의
식품교환표

곡류군 · 어육류군 · 채소군 · 지방군 · 우유군 · 과일군 · 열량보충군

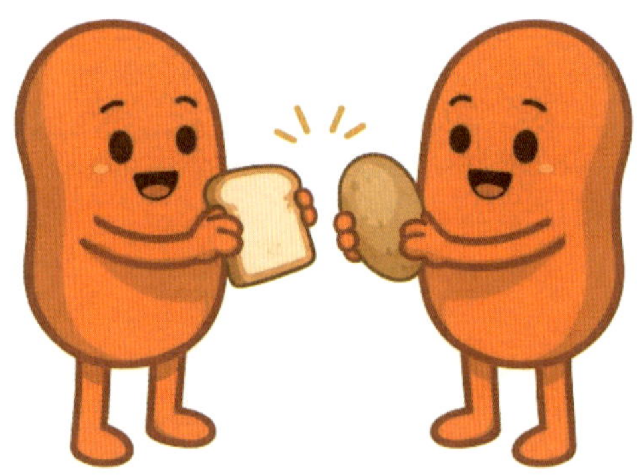

신장질환의 식품교환표

신장질환 식품교환표는 신장질환이 있는 분들에게 단백질, 소금, 칼륨, 인 같은 영양소를 조절해서 먹을 수 있도록 도와주는 표입니다. 이 표는 우리가 평소에 먹는 다양한 음식들을 영양소가 비슷한 것끼리 묶어서 7가지 식품군으로 나누었습니다. 곡류군에는 밥이나 빵처럼 주로 먹는 음식이 들어가고, 어육류군에는 고기, 생선, 달걀, 두부처럼 단백질이 많은 반찬이 들어갑니다. 채소군에는 각종 채소와 나물이, 지방군에는 요리할 때 쓰는 기름이, 우유군에는 우유와 요구르트 같은 유제품이 포함됩니다. 과일군에는 사과, 바나나, 딸기 같은 과일이, 열량 보충군에는 설탕, 잼, 사탕처럼 에너지를 보충하는 음식이 들어갑니다.

신장질환이 있는 사람들은 이 7가지 식품군을 골고루, 그리고 적당한 양으로 먹는 것이 중요합니다. 예를 들어, 곡류군은 밥처럼 주식으로 먹고, 어육류군과 채소군은 반찬으로, 지방군은 요리할 때 쓰는 기름으로, 우유군, 과일군, 열량보충군은 간식으로 활용하면 식사를 쉽게 계획할 수 있습니다.

　또한, 같은 식품군에 있는 음식들은 영양소가 비슷하기 때문에 서로 바꿔 먹을 수 있습니다. 예를 들어, 밥 한 공기와 식빵 두 조각이 영양소가 비슷하다면 둘 중에 아무거나 골라도 괜찮습니다. 이렇게 바꿔 먹을 수 있도록 정해 놓은 양을 **'1교환단위'**라고 부릅니다. 같은 식품군 안에서는 같은 교환단위끼리 자유롭게 바꿔 먹을 수 있습니다.

식품군	단백질(g)	나트륨(mg)	칼륨(mg)	인(mg)	열량(kcal)
곡류군	2	30	30	30	100
어육류군	8	50	120	90	75
채소군	1~2	미량	100~400	20	20
지방군	0	0	0	0	45
우유군	6	100	300	180	125
과일군	미량	미량	100~400	20	50
열량보충군	0	3	20	5	100

곡류군은 우리가 주로 먹는 밥이나 빵처럼 식사의 중심이 되는 음식들로 이루어져 있습니다. 이 식품들은 에너지를 많이 주는 좋은 열량원이면서, 동시에 조금의 단백질도 포함하고 있습니다.

1교환단위(에너지와 영양소 함량이 비슷하여 서로 바꾸어 먹을 수 있습니다.)

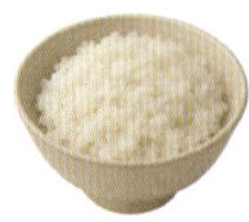 = 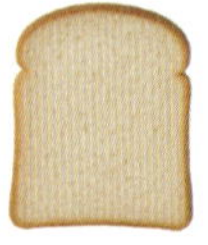 = 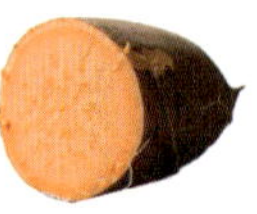 = 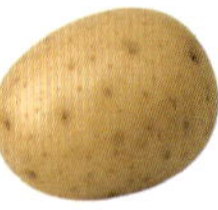

| 밥 70g(⅓개) | 식빵 35g(1장) | 고구마 70g(½개) | 감자 140g(1개) |

	열량(kcal)	단백질(g)	인(mg)	칼륨(mg)	나트륨(mg)
1교환단위의 영양소함량	100	2 (0~2) / 30이상 (3~9)	30 (0~280)	30 (0~1570)	30 (0~510)

식품명	중량 (g)	목측량	열량 (kcal)	단백질(g) (0~2g)	인 (mg)	칼륨 (mg)	나트륨 (mg)
가래떡	50	썬 것 11개	100	2	20	10	130
건빵	25	13개	100	2	40	40	110
고구마	70	중 ½개	100	1	40	260	10
녹두묵	250		100	0	10	10	230

누룽지(건조)	25	지름 11cm	100	2	20	20	0
당면(건조)	30		100	0	0	0	0
도토리묵	220	½모	100	1	10	30	170
라이스페이퍼	30	5장	100	2	0	30	90
메밀묵	200		100	2	70	100	260
밤	70	대 3개	100	2	50	310	0
백미	30	⅕컵	100	2	30	30	0
백설기	40		100	2	10	10	80
보리밥	70	⅓공기	100	2	50	40	0
시리얼(옥수수)	30	⅔컵	100	2	10	20	130
시리얼(현미)	25	⅔컵	100	2	80	60	140
쌀국수(건조)	30		100	2	50	10	30
쌀밥	70	⅓공기	100	1	10	10	0
쌀죽	200	⅔공기	100	2	20	10	0
올방개묵	250		100	0	0	60	280
우동면(생것)	70		100	2	10	10	100
은행	50		100	2	80	340	0
인절미	45	3개	100	2	20	40	150
절편	50	1개	100	2	20	10	120
중국당면(건조)	30		100	0	10	10	20
증편	50		100	2	20	10	130
카스텔라	35		100	2	40	30	30
크루아상	25		100	2	30	20	100
현미(생것)	30	3큰술	100	2	90	70	0
현미밥	60	⅓공기	100	2	90	80	0

식품명	중량 (g)	목측량	에너지 (kcal)	단백질(g) (0~2g)	인 (mg)	칼륨 (mg)	나트륨 (mg)
감자	140	중 1개	100	3	50	570	0
강냉이(옥수수)	250	1.5공기	100	4	130	*	*
국수(건조,마른)	30		100	3	30	40	380
국수(삶은것)	90	½공기	100	3	20	10	70
귀리	30		100	3	110	130	0
녹두	30	3큰술	100	7	130	430	0
돼지감자	280		100	6	280	1570	10
떡볶이떡(밀떡)	50	7개	100	3	20	50	130
렌틸콩	30		100	7	120	280	0
마	160		100	3	80	670	10
마카로니(건조)	25		100	3	40	50	0
마카로니(삶은것)	60		100	3	40	20	0
메밀국수(건조)	30		100	4	50	60	210
메밀국수(생것)	35		100	3	20	40	160
모닝빵	35		100	3	30	40	90
미숫가루	25	¼컵	100	4	90	140	0
밀가루(중력)	30	5큰술	100	3	30	30	0
바게트	35		100	3	40	30	160
베이글	35		100	3	30	20	200
병아리콩(건조)	30		100	5	120	330	0
보리	35	3큰술	100	9	270	500	100
뻥튀기	25	3개	100	3	20	30	30
송편(깨)	50	2개	100	3	40	70	120

 만성콩팥병 3단계(GFR 30~59)를 위한 식사가이드

수제비(생것)	40		100	3	20	40	140
스파게티면(건조)	30		100	4	50	70	0
시루떡	60		100	3	50	120	140
식빵	35	소 1장	100	3	50	70	170
오트밀	30		100	4	110	110	0
옥수수	90	½개	100	4	90	230	0
완두콩(생것)	90	½컵	100	7	160	320	0
율무	30	3큰술	100	4	100	90	0
전분가루(감자)	30	5큰술	100	4	30	90	10
쫄면(건조)	30		100	3	20	40	510
차조	30	3큰술	100	3	100	100	0
찰기장	30	3큰술	100	4	110	90	0
찰수수	30	3큰술	100	3	100	120	0
찹쌀	30	3큰술	100	3	70	110	0
칼국수면(생것)	35		100	3	20	30	110
퀴노아	30		100	3	90	190	0
크래커	25	7개	100	3	20	30	180
토란	140		100	3	80	730	0
팥	30	3큰술	100	6	130	400	0
팥빵	40		100	3	40	60	70
호밀빵	35		100	3	50	40	190

어육류군

어육류군에는 몸에 좋은 단백질이 많이 들어 있어서, 정해진 양 안에서 꼭 챙겨 먹어야 합니다.

1교환단위(에너지와 영양소 함량이 비슷하여 서로 바꾸어 먹을 수 있습니다.)

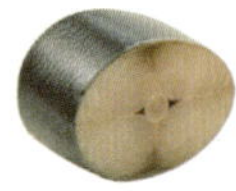 = 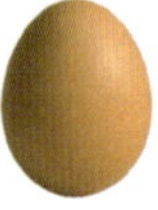 = 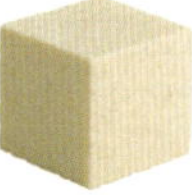 = 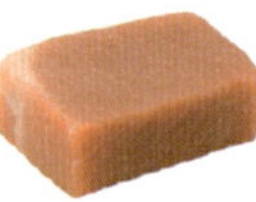

생선 40~50g (1토막) = 달걀 55g(1개) = 두부 80g(¼모) = 고기 40g

	열량(kcal)	단백질(g)	인(mg)	칼륨(mg)	나트륨(mg)
1교환단위의 영양소함량	50 (30~74)	8	90	120	50
	75 (75~99)				
	100 (100이상)				

식품명	중량 (g)	목측량	열량(kcal) (30~74)	단백질 (g)	인 (mg)	칼륨 (mg)	나트륨 (mg)
가리비	50	3개	40	8	60	120	390
가자미	40	소 1토막	50	8	70	140	80
갈치	40	소 1토막	60	8	80	110	40
개불	80		40	8	110	*	*
건새우	10	½컵	50	8	130	140	80
건오징어채	20		60	8	80	50	230
게맛살 (어육함량↓)	70		60	8	90	50	530
고등어	40	소 1토막	70	8	90	120	30
고등어통조림	50	소 1토막	50	8	110	150	160
골뱅이통조림	40		50	8	40	30	210
과메기(꽁치)	40		50	8	80	50	30
관자	50	3개	40	8	110	180	60
광어	40	소 1토막	40	8	100	170	20
굴	80		70	8	130	270	400
굴비	40		50	8	70	140	20
꼬막조개	60		40	8	90	*	*
꽁치	40	소 1토막	50	8	80	50	30
꽁치통조림	60		70	8	100	110	160
꽃게	50	소 1마리	40	8	70	110	210
낙지	50	중 1마리	40	8	80	120	240
날치알	80		70	8	80	20	1020
닭(모래주머니)	50		40	8	70	80	20

닭가슴살	40	소 1토막	70	8	110	180	140
닭고기(일반)	30		40	8	40	110	20
닭다리(껍질포함)	40	1개	60	8	80	100	30
대구	40	소 1토막	40	8	80	*	*
도루묵	50		60	8	80	*	*
동태	50	소 1토막	40	8	100	120	110
돼지고기(등심)	30		50	8	80	130	10
돼지고기(안심)	40		40	8	80	130	20
돼지염통	50		50	8	80	140	30
멍게	90	⅓컵	70	8	90	520	1200
멸치	50	¼컵	60	8	90	*	*
명란젓	40		50	8	90	70	800
문어	50		30	8	80	140	140
물오징어	40	몸통 ⅓	40	8	110	150	80
미꾸라지	50		50	8	220	140	40
민어	40	소 1토막	40	8	80	*	*
바닷가재	50		40	8	130	150	30
방어	40	소 1토막	40	8	110	140	10
뱅어포	10	1장	50	8	120	150	90
병어	50	소 1토막	60	8	120	180	80
복어	40	소 1토막	30	8	80	*	*
북어채	10		40	8	80	130	50
삼치	40	소 1토막	40	8	80	150	20
새우(깐새우)	40	소 6마리	40	8	100	120	50
새우(대하)	40		40	8	90	150	50

새우(중하)	40	3마리	40	8	100	100	110
소간	40		50	8	150	120	30
소고기(사태)	40		70	8	60	110	20
소고기(홍두깨)	40		70	8	70	130	20
소라	40		40	8	70	*	*
순두부	120	½봉	50	8	80	210	0
아귀	60	소 1토막	40	8	90	*	*
연어	40	소 1토막	40	8	90	130	40
오리고기	40		40	8	80	120	30
오징어(건조)	10		40	8	100	90	120
옥돔(반건조)	40	소 1토막	40	8	50	*	*
육포	20	1장	60	8	100	110	360
임연수	40	소 1토막	60	8	90	*	*
전갱어	40	소 1토막	50	8	80	*	*
전복	40	중 1개	60	8	130	*	*
조갯살	80	⅓컵	50	8	100	120	250
조기	40	소 1토막	50	8	70	140	20
주꾸미	70	소 3마리	40	8	100	*	*
준치	40	소 1토막	50	8	80	110	60
쥐치포	20		60	8	40	100	290
참도미	40	소 1토막	40	8	120	*	*
참치	30	소 1토막	40	8	90	130	10
참치통조림	40		70	8	70	90	60
칠면조	40		50	8	70	80	40
한치	50		40	8	140	60	140

해삼	220	1⅓컵	50	8	60	150	2810
홍어	40	소 1토막	40	8	100	100	90
홍합	60	⅓컵	50	8	140	*	*
훈제연어	30		70	8	90	130	150

식품명	중량 (g)	목측량	열량(kcal) (75~99)	단백질 (g)	인 (mg)	칼륨 (mg)	나트륨 (mg)
검정콩(말린것)	20	2큰술	80	8	150	400	0
낫또	40	소포장 1개	90	8	140	310	0
달걀	60	중1개	90	8	110	80	90
닭발(삶은것)	50		90	8	30	10	30
대두(노란콩)	20		90	8	150	410	0
돼지족발	40		90	8	30	10	30
두부	80	¼컵	80	8	130	110	0
메추리알	60	6개	90	8	140	100	90
미더덕	190	¾컵	80	8	210	*	*
번데기통조림	50		80	8	70	50	350
슬라이스햄	50		90	8	90	170	330
양고기	40		90	8	60	100	20
어리굴젓	90		80	8	130	200	2210
어묵(찐것)	80		90	8	60	70	620
연두부	170		90	8	120	270	90
쥐눈이콩	20		90	8	160	400	0
콩고기(패티)	50		80	8	130	210	170

만성콩팥병 3단계(GFR 30~59)를 위한 식사가이드

식품명	중량(g)	목측량	열량(kcal)(100이상)	단백질(g)	인(mg)	칼륨(mg)	나트륨(mg)
게맛살(어묵 함량 높은 것)	100		120	8	70	40	690
돼지갈비	50		110	8	80	130	30
돼지고기(목살)	50		110	8	90	140	20
돼지고기(삼겹살)	60		210	8	80	140	30
돼지곱창	100		190	8	50	20	30
돼지대창	90		210	8	60	40	20
돼지막창	80		280	8	80	80	60
돼지머리	50		170	8	40	50	40
두부면	50		100	8	0	0	10
등갈비	40		110	8	80	130	20
런천미트	50	1장	170	8	140	140	580
베이컨	50	1¼장	130	8	100	110	320
비엔나소시지	50	5개	130	8	110	190	380
소갈비	50	소 1토막	150	8	50	90	60
소곱창	90		130	8	90	90	40
소꼬리	50		120	8	80	90	20
쇠고기(등심)	50		160	8	80	120	30
쇠고기(양지)	40		110	8	70	110	20
양고기(갈비)	60		200	8	80	100	30
어묵(튀긴 것)	70	1장	120	8	80	70	490
오징어젓	80		130	8	130	140	1840
유부	30	5장	140	8	130	40	0

장어	60	소 1토막	120	8	110	140	40
창란젓	70		110	8	50	150	1430
청어	50	소 1토막	100	8	150	*	*
콩비지	200		100	8	30	270	0
프랑크소시지	60	1½장	130	8	130	130	440
햄(로스)	40	2장	100	8	100	170	330
훈제오리 (편절제거)	40	소 1토막	120	8	110	140	40

채소군

채소는 단백질과 칼륨이 얼마나 들어 있는지에 따라 나누었습니다. 만약 칼륨을 줄여야 하는 경우에는 칼륨이 중간이나 많은 채소를 먹을 때 특히 조심해야 합니다. 이런 채소들은 물에 담가두거나 데치는 등 칼륨을 줄이는 방법을 사용해서 먹는 것이 좋습니다.

1교환단위(에너지와 영양소 함량이 비슷하여 서로 바꾸어 먹을 수 있습니다.)

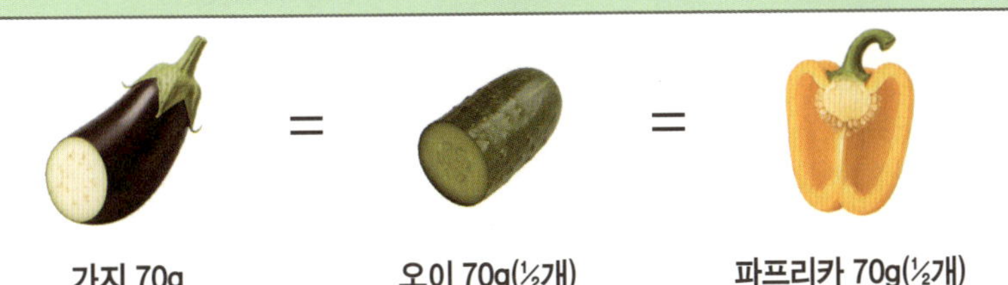

가지 70g　=　오이 70g(½개)　=　파프리카 70g(½개)　=　애호박 70g

	열량(kcal)	단백질(g)	인(mg)	칼륨(mg)	나트륨(mg)
1교환단위의 영양소함량	20	1g 2g	20 (10~40)	저칼륨 100 중칼륨 200 고칼륨 400	미량 (0~2000)

식품명	중량 (g)	목측량	열량 (kcal)	단백질 (1g)	인 (mg)	칼륨 (mg)	나트륨 (mg)
가지	100	⅔개	20	1	40	230	0
고구마줄기	100	익혀서 ⅓컵	20	1	20	560	0
고비	70		20	1	20	190	0
김	13	전장김 3장	20	1	10	30	0

깍두기	50	10개	20	1	10	130	260
나박김치	250		20	1	30	220	1050
늙은호박(건조)	7		20	1	20	200	0
단무지	150		20	1	10	60	960
달래	30		20	1	10	90	0
당근	70	대 ⅓개	20	1	30	210	20
대파	80		20	1	20	140	0
도라지	30		20	1	20	70	0
돌나물	100		20	1	20	200	0
동치미	200		20	1	20	160	1070
로메인상추	90		20	1	30	220	10
마늘	15	4쪽	20	1	20	80	0
마늘종	40		20	1	20	90	0
명이나물장아찌	40		20	1	10	80	350
목이버섯(건조)	10		20	1	30	110	10
무	100		20	1	30	280	10
무말랭이	7		20	1	30	240	20
무청(삶은것)	70		20	1	10	90	0
미역줄기(삶은것)	90		20	1	30	80	2790
배추	100	중 3잎	20	1	40	260	10
배추김치	50	6쪽	20	1	20	170	280
비트	80		20	1	30	310	70
셀러리	100	6토막(6cm)	20	1	40	340	70
애호박	70	½개	20	1	30	160	0
양배추	70		20	1	20	180	10

식품명	중량(g)	목측량	열량(kcal)	단백질	인(mg)	칼륨(mg)	나트륨(mg)
양상추	110		20	1	20	170	0
양파	70		20	1	20	100	0
여주	70		20	1	20	180	0
연근	40	3쪽	20	1	20	130	10
열무김치	50		20	1	20	180	290
오이	120	중 ⅓개	20	1	30	230	0
오이고추	70		20	1	20	160	0
오이소박이	50		20	1	20	140	150
우엉	30		20	1	30	120	0
총각김치	50	2개	20	1	20	170	320
취나물(곰취)	50		20	1	30	240	0
치커리	80		20	1	20	370	50
콜라비	70		20	1	30	220	0
파프리카	70	중 ½개	20	1	20	150	0
풋고추	70	중 7개	20	1	30	190	0
풋마늘	70		20	1	30	200	0
피망	70	대 1개	20	1	20	180	0
할라페뇨(통조림)	60		20	1	10	120	1000

식품명	중량(g)	목측량	열량(kcal)	단백질(2g 이상)	인(mg)	칼륨(mg)	나트륨(mg)
갓김치	50		20	2	20	160	360
겨자잎	70		20	2	40	370	30
고사리(삶은 것)	70	⅓컵	20	2	50	210	0
고수	70		20	2	40	250	40

고춧잎	80		20	2	50	*	*
곤드레(건조)	7		20	2	30	140	0
근대	120	익혀서 ⅓컵	20	2	40	670	210
깻잎	40	20장	20	2	30	170	0
꼬시래기	90		20	2	30	40	70
냉이	70		20	2	30	40	20
느타리버섯	100		20	3	100	260	0
돌미나리	100		20	2	50	380	0
두릅	70		20	3	90	380	0
루꼴라	70		20	2	40	370	10
만가닥버섯	100		20	3	80	350	0
매생이	40		20	2	40	110	40
머위	100		20	2	50	530	0
무순	100		20	2	50	60	20
미나리	100		20	2	50	380	0
미역(생것)	130		20	2	70	1450	470
방울양배추	40		20	2	30	160	10
붉은양배추	50	1/5개	20	2	50	50	0
브로콜리	70		20	2	50	260	0
상추	100	중 10장	20	2	50	590	20
새송이버섯	100		20	3	90	300	10
송이버섯	100	소 2개	20	2	30	320	0
숙주	120	익혀서 ⅓컵	20	2	30	100	0
시금치	80	익혀서 ⅓컵	20	3	60	550	20
쑥	50		20	2	30	330	0

쑥갓	100	익혀서 ⅓컵	20	2	40	240	150
아스파라거스	100		20	2	60	290	0
아욱	50	익혀서 ⅓컵	20	2	40	210	20
양송이버섯	100	3개	20	3	110	380	10
열무	110		20	2	50	360	80
우뭇가사리	50		20	2	20	*	*
조미김	5		20	2	20	70	60
죽순	70		20	2	50	330	0
죽순(통조림)	70		20	2	30	50	0
참나물	50		20	2	40	480	0
청경채	150		20	2	60	550	30
케일	70	중 2장	20	2	40	420	30
콜리플라워	70		20	2	40	280	10
콩나물	50		20	2	40	110	0
톳	100		20	2	30	*	*
파래	140		20	3	50	180	170
팽이버섯	100		20	2	80	360	0
표고버섯	100	대 3개	20	3	90	280	0
표고버섯(건조)	10		20	2	40	190	0

지방군

지방은 적은 양으로도 많은 에너지를 줄 수 있어, 단백질을 많이 먹지 못하는 신장질환 환자에게 좋은 에너지원입니다. 또, 소화 후에 해로운 찌꺼기가 거의 생기지 않아 신장에 부담을 주지 않습니다.

1교환단위(에너지와 영양소 함량이 비슷하여 서로 바꾸어 먹을 수 있습니다.)

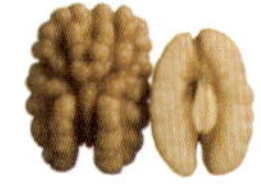 = 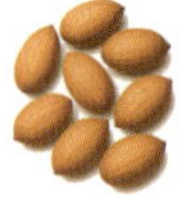 = 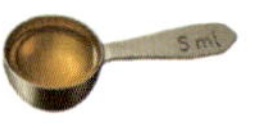 = 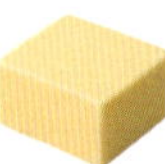

| 호두 8g(1.5개) | 땅콩 8g(8개) | 들기름 5g(1작은술) | 버터 5g(1조각) |

1교환단위의 영양소함량	열량(kcal)	단백질(g)	인(mg)	칼륨(mg)	나트륨(mg)
	45	0 (0~3)	0 (0~90)	0 (0~70)	0 (0~100)

식품명	중량 (g)	목측량	열량 (kcal)	단백질 (g)	인 (mg)	칼륨 (mg)	나트륨 (mg)
검정깨(건조)	8	1큰술	45	2	70	50	0
검정깨(볶은것)	8	1큰술	45	2	70	40	0
들기름	5	1작은술	45	0	0	0	0
들깨(건조)	8	1큰술	45	2	60	50	0
들깨(볶은것)	8	1큰술	45	2	70	50	0
땅콩(볶은것)	8	1큰술	45	3	40	70	0

땅콩기름	5	1작은술	45	0	0	0	0
땅콩버터	10		45	1	10	10	30
마가린	7	1작은술	45	0	0	0	20
마요네즈	7		45	0	0	0	30
마카다미아 (볶은것)	8	3개	45	1	10	20	10
미강유	5	1작은술	45	0	0	0	0
버터(가염)	7	1작은술	45	0	0	0	30
브라질너트 (볶은것)	8	2개	45	1	50	40	10
사우전드드레싱	15		45	0	0	10	90
쇼트닝	5	1작은술	45	0	0	0	0
아마씨(볶은것)	9		45	2	60	70	10
아마씨유	5	1작은술	45	0	0	0	0
아몬드(볶은것)	8	8개	45	2	50	60	50
아보카도유	5	1작은술	45	0	0	0	0
옥수수유	5	1작은술	45	0	0	0	0
올리브유	5	1작은술	45	0	0	0	0
유채씨유	5	1작은술	45	0	0	0	0
잣	8	1큰술	45	1	40	40	0
참기름	5	1작은술	45	0	0	0	0
참깨(볶은것)	8	1큰술	45	2	60	40	0
치아씨(건조)	8		45	2	90	40	0
캐슈넛(볶은것)	8	5개	45	2	50	60	30
코코넛(볶은것)	8		45	1	20	40	0

코코넛밀크	20	1큰술	45	0	20	50	0
코코넛유	5	1작은술	45	0	0	0	0
콩기름	5	1작은술	45	0	0	0	0
크림치즈	15	1큰술	45	1	20	20	50
팜유	5	1작은술	45	0	0	0	0
포도씨유	5	1작은술	45	0	0	0	0
프렌치드레싱	15		45	0	0	20	100
피스타치오(볶은것)	8	12개	45	2	40	80	0
피칸(건조)	8		45	1	20	30	0
피칸(볶은것)	8		45	1	20	30	30
해바라기씨(건조)	8	1큰술	45	2	50	50	0
해바라기유	5	1작은술	45	0	0	0	0
호두(건조)	8	대 1개	45	1	30	30	0
호박씨(건조)	8		45	3	90	60	0
호박씨(볶은것)	8		45	2	90	70	0

우유군

우유는 질 좋은 단백질로 구성되어 있지만, 칼륨과 인 함량이 높아 1일 섭취 권장량을 초과하지 않도록 주의하는 것이 좋습니다. 또한, 다른 음료들의 단백질군도 함께 알려 드리니 참고하셔서 활용해 보시기 바랍니다.

1교환단위(에너지와 영양소 함량이 비슷하여 서로 바꾸어 먹을 수 있습니다.)

우유 200ml(1잔) = 두유 200ml(1잔) = 요거트 100g(1팩) = 그릭요거트 80g(1팩)

1교환단위의 영양소함량	열량(kcal)	단백질(g)	인(mg)	칼륨(mg)	나트륨(mg)
	125	6	180	300	100

식품명	중량 (g)	목측량	열량 (kcal)	단백질 (g)	인 (mg)	칼륨 (mg)	나트륨 (mg)
(흰)우유	200	1컵	125	6	200	300	90
(흰)두유	200	1컵	125	6	50~100	300	60
그릭요거트	80	1컵	125	6	150~200	60	50~70
일반요거트	100	1팩	125	6	200	300~350	70~100

그 외 제품

식품명	중량 (g)	목측량	열량 (kcal)	단백질 (g)	인 (mg)	칼륨 (mg)	나트륨 (mg)
쾌변요구르트	120	1컵	165	3	45	130	33
아몬드유	200	1컵	30	1	60	300	100
귀리유	200	1컵	100	2.5	200	300	100
바닐라 아이스크림	70	½컵	150	2.5	90	100	50
초콜릿 아이스크림	70	½컵	150	3	20	150	50
샤베트(과일베이스)	70	½컵	100	0.5	10	50	10
체다치즈	30	1장	100	7.5	150	30	200
리코타치즈	30	2큰술	50	3.5	60	80	60
크림치즈	30	2큰술	100	2	30	30	100
브리치즈	30	2큰술	100	5.5	60	50	150

만성콩팥병 3단계(GFR 30~59)를 위한 식사가이드

과일군

과일군은 칼륨 함량에 따라 두 그룹으로 나누었으며, 칼륨을 제한해야 하는 경우에는 칼륨이 많은 과일의 섭취량을 절반으로 줄이거나 식단에서 제외하는 것이 좋습니다. 과일은 삶거나 데치는 등 칼륨을 줄이는 조리법을 적용하기 어렵고, 과일주스나 스무디는 칼륨 섭취가 쉽게 증가할 수 있어 주의가 필요합니다. 고칼륨혈증이 있는 경우에는 칼륨이 높은 과일을 더욱 신중하게 선택해야 합니다. 다만 고칼륨 과일을 모두 피해야 하는 것은 아니며, 예를 들어 방울토마토의 1회 권장량이 15알이라면 7알 정도로 줄여 섭취하면 저칼륨 과일로 간주할 수 있습니다.

1교환단위(에너지와 영양소 함량이 비슷하여 서로 바꾸어 먹을 수 있습니다.)

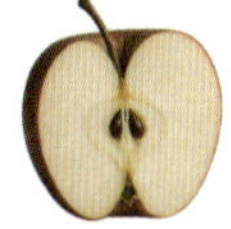 = 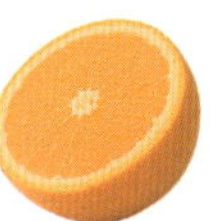 = 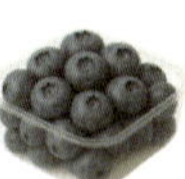 = 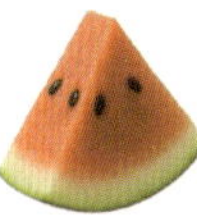

| 사과 100g(½개) | 오렌지 100g(½개) | 블루베리 100g | 수박 150g 1쪽 |

	열량(kcal)	단백질(g)	인(mg)	칼륨(mg)	나트륨(mg)
1교환단위의 영양소함량	50	미량 (0~2)	20 (0~70)	저칼륨 100 중칼륨 200 고칼륨 400	미량 (0~30)

식품명	중량 (g)	목측량	열량 (kcal)	단백질 (g)	인 (mg)	칼륨(mg) 2000이하	나트륨 (mg)
(말린)건대추	20	5개	50	1	20	160	0
(말린)건블루베리	15	1큰술	50	1	10	90	0
(말린)건자두	20	1큰술	50	0	10	150	0
(말린)건크렌베리	15	1큰술	50	0	0	10	0
(말린)건포도	15	1큰술	50	0	20	100	0
(말린)곶감	25	소 ½개	50	0	20	140	0
(주스)배주스	130	½컵	50	0	20	80	0
(주스)사과주스	120	½컵	50	0	10	130	0
(주스)크렌베리주스	100	½컵	50	0	10	80	0
(주스)토마토주스	120	½컵	50	0	10	120	30
(주스)파인애플주스	120	½컵	50	0	10	190	0
(주스)포도주스	100	½컵	50	0	20	60	10
(통조림)귤	80		50	0	10	70	0
(통조림)백도	70		50	0	0	40	0
(통조림)파인애플	60		50	0	0	40	0
(통조림)황도	60		50	0	0	30	0
(통조림)후르츠칵테일	60		50	0	0	40	0
귤(밀감)	120	소 1개	50	1	10	120	0
금귤	70	6개	50	1	10	160	0
단감	80	대 ⅓개	50	0	20	130	0
대추	50		50	1	20	160	0
리치	80	5알	50	1	20	140	*
망고	80	½개	50	1	10	110	0

망고스틴	80		50	0	10	80	0
무화과	100	1개	50	1	20	180	0
배	110	대 1/5개	50	0	10	140	0
복숭아(황도)	100		50	0	20	190	0
블루베리	120		50	1	10	80	0
블루베리(냉동)	120		50	1	10	90	10
사과(아오리)	100		50	0	10	110	0
산딸기	100		50	1	30	150	0
석류	70		50	0	30	170	0
수박	150	중 1쪽	50	1	20	160	0
애플망고	90		50	1	10	140	0
연시	80	소 1개	50	0	10	140	0
오렌지	100	대 ½개	50	1	20	150	0
유자	100		50	1	20	190	0
체리	80	8알	50	1	20	180	0
파인애플	100		50	0	10	110	0
패션프루트	50		50	1	30	120	0
포도(거봉)	80	10알	50	0	10	140	0
포도(샤인머스켓)	80	5알	50	0	20	160	0
포도(켐벨)	80		50	0	10	140	0
한라봉	100		50	1	20	150	0

식품명	중량 (g)	목측량	열량 (kcal)	단백질 (g)	인 (mg)	칼륨(mg) 200이상	나트륨 (mg)
(말린)건바나나	15	5개	50	1	10	200	0
(주스)오렌지주스	130	½컵	50	1	20	200	0
두리안	40		50	1	10	200	*
딸기	150	중 7개	50	1	40	270	0
매실	120	중 6개	50	1	30	360	0
멜론(머스크)	120	1/10개	50	2	20	450	20
바나나	70	⅔개	50	1	20	250	0
방울토마토	200	중 15개	50	2	60	420	10
복숭아(백도)	100	대 ½개	50	1	20	220	0
복숭아(천도)	120	소 2개	50	1	20	260	0
살구	150		50	2	30	370	0
앵두	80		50	1	20	210	10
용과	110		50	1	30	340	0
자두(대) 고칼륨 자두(소) 저칼륨*	190 80g	대 1개 (소 1개)	50 (20)	1	20 (10)	310 (100)	0
자몽	150	중 ½개	50	1	30	250	0
참외	110	대 ½개	50	1	50	430	0
키위(골드)	90	중 1개	50	1	20	240	0
키위(그린)	80	중 1개	50	1	30	230	0
토마토	250	대 1개	50	3	70	630	10
파파야	130		50	1	20	290	10

열량보충군

단백질을 많이 제한해야 할 때는 충분한 열량을 공급해 주면 몸의 단백질 손실을 막을 수 있고, 소화 후에 노폐물이 거의 생기지 않아 신장에도 부담을 줄일 수 있습니다. 다만, 복막투석을 하는 경우 투석액에 이미 당분이 들어 있으므로 열량보충군 식품 섭취에 주의해야 하며, 당뇨가 동반된 만성콩팥병 환자에서는 열량보충군 섭취를 조절할 필요가 있습니다.

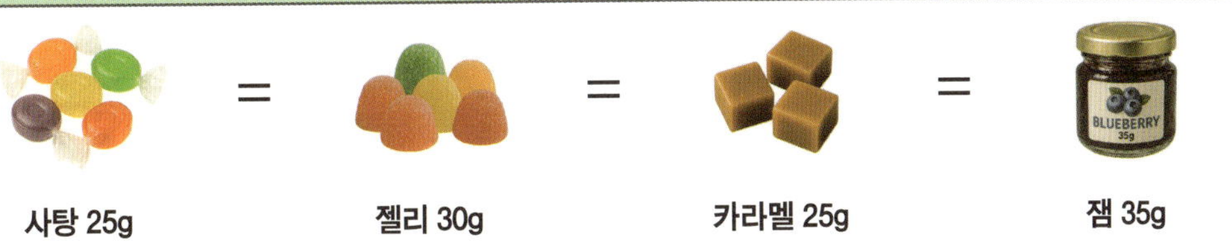

1교환단위(에너지와 영양소 함량이 비슷하여 서로 바꾸어 먹을 수 있습니다.)

사탕 25g = 젤리 30g = 카라멜 25g = 잼 35g

1교환단위의 영양소함량	열량(kcal)	단백질(g)	인(mg)	칼륨(mg)	나트륨(mg)
	100	0	5	20	3

식품명	중량 (g)	목측량	열량 (kcal)	단백질 (g)	인 (mg)	칼륨 (mg)	나트륨 (mg)
과당	25		90	0	0	*	*
꿀	30		90	0	0	40	0
감자전분	30		100	0	20	10	10
고구마전분	30		100	0	10	0	0
옥수수전분	30		110	0	10	0	0

당면(건조)	30		110	0	0	0	0
마멜레이드(오렌지잼)	40		100	0	0	10	20
사탕	25		100	0	0	0	0
설탕	25		100	0	0	0	0
양갱	35		100	0	10	10	0
엿	30		110	0	20	30	0
물엿	30		90	0	0	0	0
젤리	30		100	0	0	0	0
캐러멜	25		30	0	0	0	20
딸기잼	35		100	0	10	40	0
복숭아잼	35		70	0	10	50	0
포도잼	35		100	0	0	30	0
사과잼	35		90	0	0	10	0
블루베리잼	35		100	0	0	10	0
초콜릿	20		110	0	50	100	10
흑설탕	25		100	0	0	20	0
황설탕	25		100	0	0	0	0
로얄젤리	80		80	10	160	210	10

※ 영양성분표 출처: 농촌진흥청 2025년 국가표준식품성분 DB 10.3

식품교환표에 사용된 영양성분 정보는 농촌진흥청의 「2025년 국가표준식품성분표(DB 10.3)」를 참고하였습니다. 독자의 이해를 돕기 위해 식품 교환단위 별로 열량을 재정렬하고, ROUND 함수를 활용해 수치를 근사 값으로 정리하였습니다. 보다 정확한 수치가 필요하신 경우에는 농식품올바로 또는 공공데이터포털에서 직접 확인하실 수 있습니다. 표에서 영양성분 함량이 '*'로 표기된 경우는 해당 성분이 측정되지 않았거나, 미량 존재함을 의미합니다.

7장

외식 종류별
영양성분

간편식 · 단품식 · 면류 · 간식

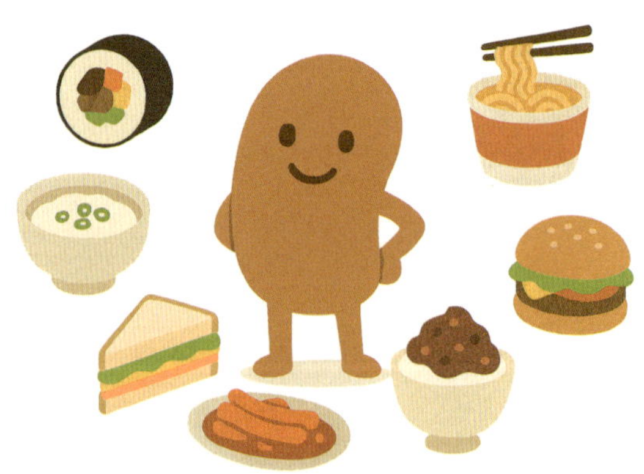

외식 종류별 영양성분(단백질, 칼륨, 인, 나트륨)

콩팥병 환자가 외식 메뉴를 선택할 때는 단백질, 칼륨, 인, 나트륨 등의 영양성분을 스스로 점검하는 습관이 필요합니다. 이 자료에 수록된 외식 메뉴의 영양소 함량은 식품의약품안전처에서 발간한 『외식영양성분자료집 통합본(2012~2017)』을 바탕으로 작성되었습니다. 다만, 음식점마다 조리법이나 제공되는 양이 다를 수 있어 실제 섭취한 영양소 함량은 이와 다를 수 있습니다. 식사일기를 기록할 때는 이러한 점을 고려하여 참고하시기 바랍니다.

에너지(kcal)	단백질(g)	나트륨(mg)	칼륨(mg)	인(mg)
개별적용	개별적용	평소주의	고칼륨혈증시 주의	고인산혈증시 주의
		저나트륨식	저칼륨식	저인산식
		하루 2,000mg 끼니당 666mg	하루 2,000mg 끼니당 666mg	하루 1,000mg 끼니당 333mg

간편식

음식명	1회 제공량(g)	에너지 (kcal)	단백질 (g)	나트륨 (mg)	칼륨 (mg)	인 (mg)
주의하기	-	-	-	666 이상	666 이상	333 이상
김말이튀김(2개)	100	251	2	393	71	51
김밥	200	318	7	833	190	120
김치김밥	250	345	10	1145	311	144
등심돈가스	200	624	33	574	497	345
떡볶이	200	304	7	853	202	91
라볶이	200	269	6	871	212	95
불고기버거	200	495	20	880	361	239
불고기피자	200	505	27	916	330	446
삼각김밥 (고추장불고기)	100	165	3.7	342	68	47
삼각김밥(참치마요)	100	172	3.9	282	57	49
순대(찰순대)	300	542	20	1019	488	201
참치김밥	250	418	14	864	270	159
충무김밥	400	584	23	1294	658	296
치즈김밥	250	424	12	1108	260	337
치킨버거	200	513	21	991	326	287

단품식

음식명	1회 제공량(g)	에너지 (kcal)	단백질 (g)	나트륨 (mg)	칼륨 (mg)	인 (mg)
주의하기	-	-	-	666 이상	666 이상	333 이상
갈비탕	600	237	27	1717	252	150
게살죽	800	565	17	1453	346	191
곰탕	700	580	70	822	288	229
굴국밥	650	683	42	1635	666	529
김치볶음밥	500	755	12	1791	679	304
김치전	150	282	7	686	277	114
김치찌개	400	243	15	1962	639	210
깨죽	800	515	13	1160	222	279
낙지볶음	200	187	14	895	445	158
동태찌개	800	368	46	2575	1170	662
돼지국밥	1200	911	66	1096	834	406
떡국	800	711	20	1928	230	359
떡만둣국	700	625	20	1980	250	369
마파두부	200	228	15	691	227	198
만둣국	700	434	21	2367	221	509
볶음밥	400	773	18	1203	312	251
부대찌개	600	520	26	2664	776	376

비빔밥	500	707	19	1337	558	282
뼈다귀해장국	1000	714	74	3088	1199	671
삼계탕	1000	918	115	1310	974	1121
삼선볶음밥	400	686	26	1213	319	317
새우볶음밥	400	700	17	1395	266	262
생선까스	200	653	24	788	328	339
선짓국	800	337	51	2518	452	228
설렁탕	600	420	59	685	234	175
순대국	800	540	43	1504	456	311
순대볶음	400	582	20	1500	560	233
아구탕	600	246	37	1863	877	429
아귀찜	400	311	48	1406	586	377
안동찜닭	1500	1364	114	5462	3113	1275
안심돈가스	200	652	33	551	515	367
알탕	700	426	66	2642	1032	1050
야채죽	800	521	10	1214	387	145
양념치킨	200	552	35	805	495	380
연어초밥	250	447	18	1064	304	217
연포탕	1000	542	94	2337	1033	830
오리불고기	250	565	30	855	661	339
오므라이스	450	730	21	1483	477	299
오삼불고기	200	363	25	885	570	327
오징어덮밥	500	680	31	1622	673	383
오징어볶음	200	241	20	961	580	315
우거지해장국	600	154	44	2049	561	187

자장밥	500	742	15	1560	374	187
잡채밥	650	885	19	1908	556	200
전복죽	800	591	12	1309	287	133
제육덮밥	500	782	30	1538	765	330
족발	150	394	39	542	250	168
짬뽕밥	900	662	29	2813	779	361
카레라이스	500	672	13	1089	388	172
콩나물국밥	900	430	18	2253	507	244

만성콩팥병 3단계(GFR 30~59)를 위한 식사가이드

음식명	1회 제공량(g)	에너지 (kcal)	단백질 (g)	나트륨 (mg)	칼륨 (mg)	인 (mg)
주의하기	-	-	-	666 이상	666 이상	333 이상
굴짬뽕	900	681	32	2662	712	351
냉김치말이국수	600	303	12	2121	595	175
닭칼국수	900	663	42	2125	710	367
들깨칼국수	600	458	17	1192	550	384
떡라면	700	743	19	2313	425	274
라면	550	526	14	1879	348	196
막국수	550	600	21	1503	530	244
물냉면	800	552	15	2618	334	175
비빔국수	550	618	18	1854	555	220
비빔냉면	550	623	19	1663	535	221
삼선우동	1000	69	47	2722	516	453
삼선자장면	700	804	33	2628	640	301
삼선짬뽕	900	662	39	2689	659	357
수제비	800	647	20	2030	523	202
쌀국수	600	320	15	1651	253	133
열무김치국수	800	431	15	3007	869	187
열무냉면	800	525	20	3152	628	226

오일소스스파게티	400	647	19	1124	468	290
우동(일식)	700	422	13	2390	169	114
우동(중식)	1000	648	29	3395	461	329
울면	1000	729	37	2799	554	375
자장면	650	797	19	2391	462	199
잔치국수	700	599	21	1683	337	189
짬뽕	1000	688	28	4000	807	311
짬뽕라면	750	689	21	2493	660	304
쫄면	450	602	18	1346	453	215
콩국수	800	667	31	944	696	344
크림소스스파게티	400	838	21	1030	523	411
토마토소스스파게티	500	643	24	1508	1094	373
해물칼국수	900	628	22	2355	536	209
회냉면	550	630	17	1517	634	263

간식

음식명	1회 제공량(g)	에너지 (kcal)	단백질 (g)	나트륨 (mg)	칼륨 (mg)	인 (mg)
주의하기	-	-	-	666 이상	666 이상	333 이상
생크림케이크	100	278	3	96	84	82
수정과	150	133	0.6	9	122	18
식혜	150	130	2.3	3	20	22
초콜릿케이크	100	420	5	170	234	109
치즈케이크	100	329	7	200	125	130
팥빙수	400	479	12	183	526	245

식단과 요리

만성콩팥병 3단계의 식사 원리 • 칼륨 제거법 • 인 제거법 • 칼륨 · 인 식품 안내 • 저염식(1-1-1) • 저염식 실천 요령 4가지 • 저염식 레시피 • 고칼륨 곡류군을 저칼륨으로 바꾼 메뉴 • 만성콩팥병 3단계의 간식 코너

만성콩팥병 3단계의 식사 원리

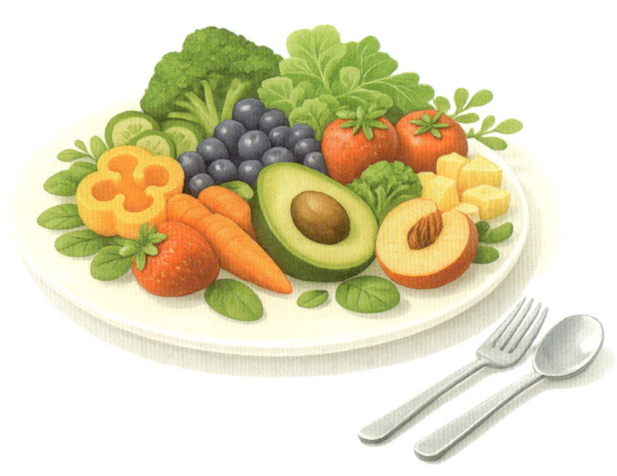

에너지(kcal)	단백질(g)	나트륨(mg)	칼륨(mg)	인(mg)
개별적용	개별적용	평소주의	고칼륨혈증시 주의	고인산혈증시 주의
		저나트륨식	저칼륨식	저인산식
		하루 2,000mg 끼니당 666mg	하루 2,000mg 끼니당 666mg	하루 1,000mg 끼니당 333mg

✿ 만성콩팥병 3단계(3기) 환자 대부분에게 저나트륨 식단이 적용됩니다.

✿ 칼륨과 인은 혈액 검사 결과에 따라 조절하며, 필요시 저칼륨 식단이나 저인산 식단을
적용합니다.

✿ 단백질 섭취량은 개인별로 다르므로, 자신의 어육류군 단위수나 필요량을 확인한 후 식
단에 반영합니다.

✿ 환자의 활동량에 따라 총 필요 열량은 달라질 수 있습니다. 단백질 섭취량(어육류 단위

수)은 일정하게 유지하면서, 단백질을 포함하지 않는 식품군인 열량 보충군(올리고당, 설탕, 꿀 등)과 지방군(올리브유, 들기름 등)을 적절히 조합해 필요에 따라 총 열량을 늘리거나 줄일 수 있습니다. 예를 들어, 식용유 사용량을 조절하거나, 일반 밥 대신 볶음밥으로 바꾸거나, 생선찜을 구이나 튀김으로 조리하는 등으로 열량을 맞출 수 있습니다. 또한 조리 시 올리고당이나 설탕을 가감해 환자에게 필요한 열량에 맞게 조정할 수도 있습니다.

* 이 장의 시각 자료에는 실제 조리 사진과 AI 생성 이미지가 함께 사용되었습니다. AI 이미지는 식단의 핵심 원리와 방향을 설명하기 위한 참고용으로 제작되었으며, 조리 결과물의 외형보다 식사의 원리 이해에 중점을 두고 보시기 바랍니다.

칼륨 제거법

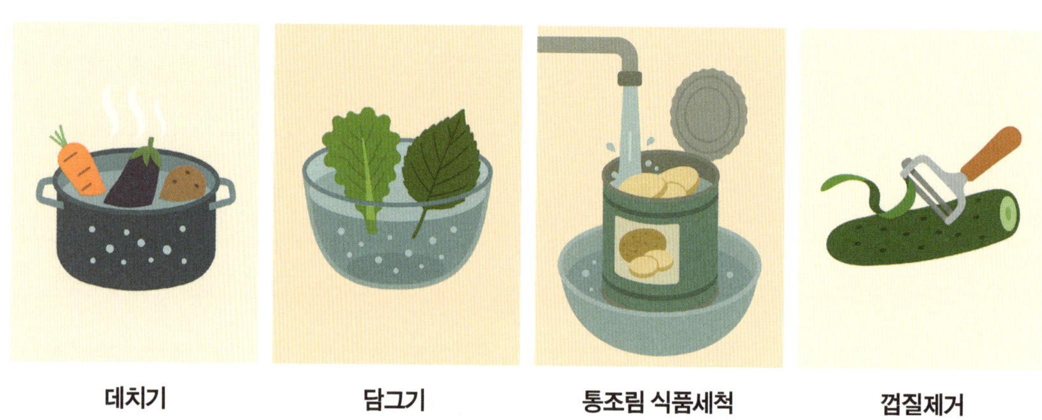

데치기　　　담그기　　　통조림 식품세척　　　껍질제거

■ 데치기

채소나 뿌리채소는 물에 넣어 끓이면 칼륨이 물로 빠져나가면서 함량이 크게 줄어듭니다. 특히 감자, 고구마, 무 등은 껍질을 벗기고 잘게 썬 후 끓이면 칼륨 제거 효과가 더욱 높아집니다. 삶은 물은 반드시 버려야 하며, 조리 후 국물까지 섭취하지 않도록 주의합니다.

■ 물에 담그기

채소를 끓이기 전에 미리 따뜻한 물에 2시간 이상 담가두면 칼륨 일부가 물로 우러나옵니다. 이 과정에서 중간에 물을 한두 번 갈아주면 효과가 더 높아지며, 이후 끓이기 조리를 함께 하면 칼륨 제거율이 크게 향상됩니다. 다만 수용성 비타민 손실도 함께 일어날 수 있어 영양소 균형에 주의가 필요합니다.

■ 통조림 식품세척

통조림 콩, 토마토, 야채 등은 보존액에 칼륨이 녹아 있을 수 있으므로 사용 전 체에 밭쳐 물로 충분히 헹구는 것이 좋습니다. 뜨거운 물로 30초 이상 헹구면 칼륨이 추가로 제거되며, 원재료를 그대로 사용하는 것보다 안전합니다.

■ 껍질 제거

감자, 고구마, 무 등의 껍질 부분은 칼륨이 상대적으로 더 많이 포함되어 있으므로, 조리 전 껍질을 제거하는 것이 칼륨 섭취를 줄이는 데 도움이 됩니다. 껍질 제거만으로는 칼륨이 충분히 줄지 않기 때문에, 가능하면 이후 끓이기와 함께 적용하는 것이 효과적입니다.

인 제거법

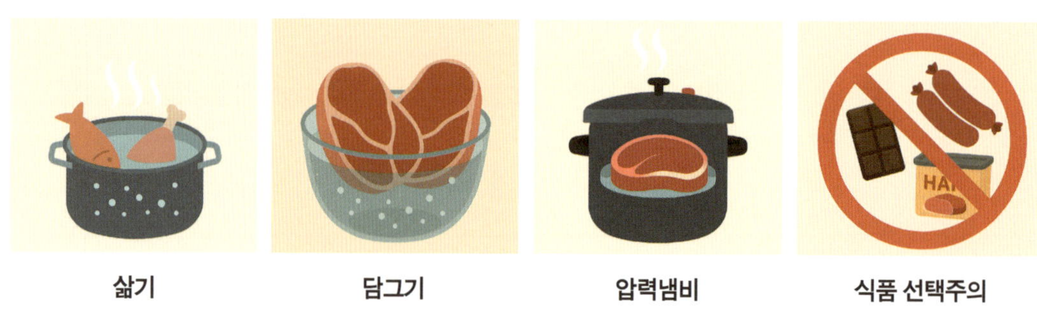

| 삶기 | 담그기 | 압력냄비 | 식품 선택주의 |

■ 삶기

고기나 생선을 삶으면 인이 물로 빠져 약 40~50% 줄일 수 있습니다. 찬물에 핏물을 먼저 빼고, 삶은 후에는 기름을 닦아내면 더욱 좋습니다.

■ 물에 담그기

단백질 식품은 조리 전에 찬물에 30분 이상 담가두면 인이 일부 제거됩니다. 자른 고기에 기름을 약간 넣고 삶으면 제거 효과가 더 높아집니다.

■ 압력냄비 사용

압력냄비는 일반 냄비보다 높은 열과 압력으로 인 제거에 더 효과적입니다.

■ 식품 선택주의

햄, 소시지, 내장, 노른자, 멸치 등 인이 많은 식품은 피하고, 살코기 위주로 얇게 썰어 조리하는 것이 좋습니다.

칼륨·인 식품 안내

* 필요시 참고하세요.

저칼륨 채소	저칼륨 과일
가지, 김, 깻잎, 냉이, 달래, 당근, 더덕, 마늘쫑, 배추, 브로콜리, 참나물, 팽이버섯, 아스파라거스, 통조림(양송이, 죽순), 삶은(고비, 고사리), 묵(녹두묵, 도토리묵, 메밀묵, 우무묵)	금귤, 단감, 리치, 레몬, 사과, 자두, 연시, 사과주스, 라즈베리, 크렌베리, 크렌베리주스, 파인애플, 블루베리, 통조림(귤, 깐 포도, 후르츠칵테일)
저칼륨 곡류	**저인산 저칼륨 빵류**
흰빵, 가래떡, 국수, 밀가루, 백미, 백설기, 식빵, 인절미, 완두콩, 절편(흰색), 마카로니, 매쉬드포테이토, 콘플레이크, 찹쌀, 쿠스쿠스, 크래커, 카스텔라, 통조림(옥수수), 파스타, 팝콘(무염)	밀가루토르티야, 옥수수토르티야, 잉글리시머핀, 호밀빵(잡곡 없는), 화이트피타브레드, 흰빵(식빵, 모닝빵), 라이트밀빵
저인산 저칼륨 유제품	**저인산 저칼륨 음료**
두유, 쌀우유, 아몬드밀크, 캐슈밀크, 코코넛밀크, 햄프밀크	레모네이드, 물, 사이다, 식혜, 아메리카노, 진저에일, 차
저인산 저칼륨 간식	**저나트륨 식품**
견과류(마카다미아, 피칸, 호두 2알), 젤리, 무염크래커, 마말레이드(오렌지잼), 블루베리잼, 사과잼, 리코타치즈, 브리치즈, 크림치즈	무염식품, 신선한 고기, 신선한 채소, 과일
중칼륨 채소	**중칼륨 과일**
고구마순, 느타리, 도라지, 두릅, 무말랭이, 상추, 케일, 셀러리, 애호박, 연근, 열무, 우엉, 파프리카, 풋마늘	거봉, 귤, 딸기, 배, 백도, 황도, 살구, 생대추, 수박, 오렌지주스, 오렌지, 파파야, 포도, 자몽, 참다래

고칼륨 채소	고칼륨 과일
겨자잎, 고춧잎, 근대, 늙은호박, 머위, 무청, 물미역, 미나리, 부추, 토란대, 비트, 새싹채소, 시금치, 쑥, 쑥갓, 아욱, 양송이, 죽순, 취나물, 호박	건포도, 곶감, 말린 살구, 멜론, 바나나, 석류, 바나나, 석류, 아보카도, 앵두, 참외, 천도복숭아, 체리
고칼륨 곡류	고나트륨 식품
감자, 고구마, 검정 쌀, 녹두, 보리쌀, 빵가루, 수수, 생밤, 오트밀, 옥수수, 율무, 보리미숫가루, 은행, 차조, 콩류, 토란, 팝콘, 팥, 현미 쌀	도넛, 딸기잼(칼륨주의), 복숭아잼(칼륨주의), 아이스크림, 초콜릿, 캔디, 쿠키, 카페시럽, 페스츄리
고인산 식품	고인산 유제품
멸치, 가공육, 가공치즈, 견과류(아몬드, 땅콩, 잣, 캐슈넛, 피스타치오, 해바라기씨), 달걀노른자, 내장류(간, 곱창), 베이킹파우더로 만든 빵류, 인산염첨가 가공식품, 초콜릿, 콜라	귀리우유, 슬라이스치즈, 아이스크림, 우유, 코티지치즈, 푸딩, 요거트

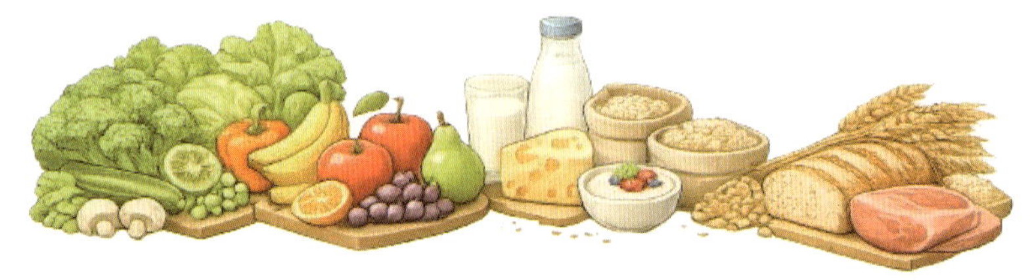

만성콩팥병 3단계(GFR 30~59)를 위한 식사가이드

저염식(1-1-1)

'1-1-1 법칙'을 기억하세요. 아침, 점심, 저녁 각 끼니마다 소금을 1g 이내로 사용하는 습관이 저염식의 핵심입니다. 만성콩팥병 3단계 환자의 경우, 하루 나트륨 섭취량은 약 2,000mg(소금 약 5g) 미만으로 제한하는 것이 권장됩니다. 하지만 식품 자체에도 이미 1~2g 정도의 소금이 자연스럽게 포함되어 있기 때문에, 조리 시 사용할 수 있는 소금은 약 3g 정도에 불과합니다. 따라서 **한 끼에 소금 1g** 이내로 조절하는 것만으로도 충분히 저염식을 실천할 수 있습니다.

※ 시판되는 저염간장, 저염소금, 저염케찹에는 칼륨이 들어 있으므로 콩팥병 환자는 주의해야 합니다.

소금1g 식품(매끼 1개씩 골라서 식사합니다.)

소금 1g	진간장 7g	고추장 15g	된장 10g
국간장 5g	쌈장 12g	참치액젓 7g	굴소스 9g
쓰리라차소스 15g	우스타 12g	케찹 30g	마요네즈 40g
배추김치 55g(4쪽)	깍두기 6조각	나박김치 100ml	오이지/오이피클 3개

소금 1g(이하) 양념장(매끼 1가지씩 골라 식사합니다.)

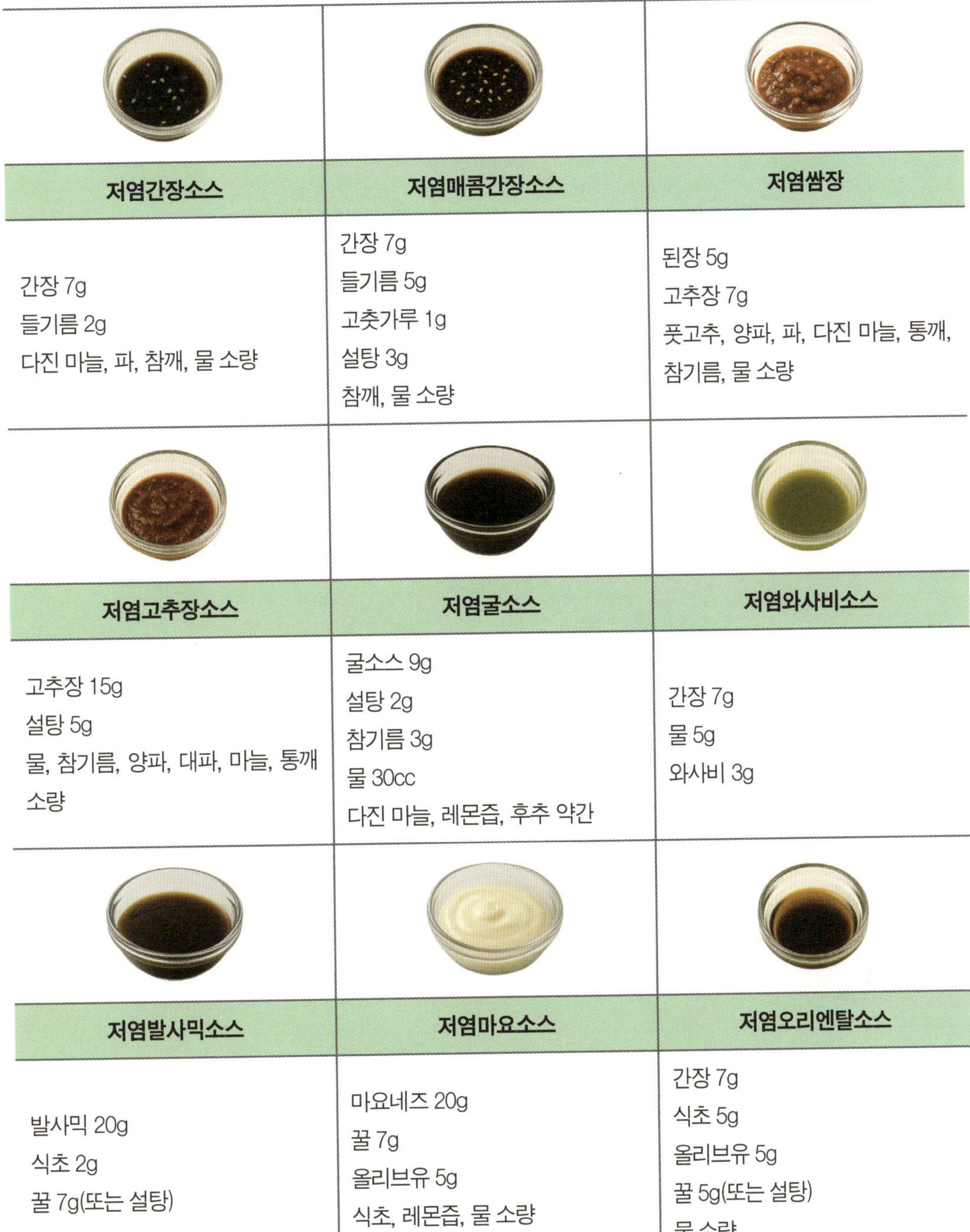

저염간장소스	저염매콤간장소스	저염쌈장
간장 7g 들기름 2g 다진 마늘, 파, 참깨, 물 소량	간장 7g 들기름 5g 고춧가루 1g 설탕 3g 참깨, 물 소량	된장 5g 고추장 7g 풋고추, 양파, 파, 다진 마늘, 통깨, 참기름, 물 소량
저염고추장소스	**저염굴소스**	**저염와사비소스**
고추장 15g 설탕 5g 물, 참기름, 양파, 대파, 마늘, 통깨 소량	굴소스 9g 설탕 2g 참기름 3g 물 30cc 다진 마늘, 레몬즙, 후추 약간	간장 7g 물 5g 와사비 3g
저염발사믹소스	**저염마요소스**	**저염오리엔탈소스**
발사믹 20g 식초 2g 꿀 7g(또는 설탕)	마요네즈 20g 꿀 7g 올리브유 5g 식초, 레몬즙, 물 소량	간장 7g 식초 5g 올리브유 5g 꿀 5g(또는 설탕) 물 소량

저염식 실천 요령 4가지

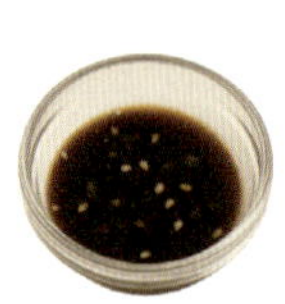

매 끼니마다 소금 1g에 해당하는 저염 양념장을 선택 사용

조리 시에는 별도로 간을 하지 않고, 따로 준비한 저염 양념장을 곁들여 식사합니다. 일품요리인 볶음밥, 솥밥, 스파게티, 비빔밥 등은 무염으로 조리한 뒤, 완성 후 저염 소스를 곁들여 식사합니다.

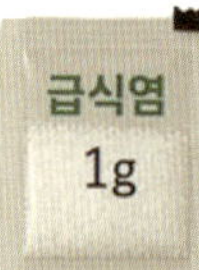

한 끼당 소금 1g에 해당하는 제품을 사용합니다.

예) 소금 1g(급식염), 간장 5~7g(봉지간장)

해당 제품들은 인터넷에서 '급식염', '봉지간장' 등으로 검색하여 구입할 수 있습니다. 매 끼니마다 한 가지 제품만 사용하여 소금 섭취량을 조절해 봅니다.

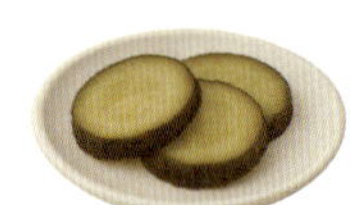

반찬 한 가지만 간을 합니다.

깍두기, 배추김치, 피클, 국 등 반찬 중 한 가지에만 소금 1g을 사용하고, 그 외 모든 음식은 무염으로 섭취합니다.

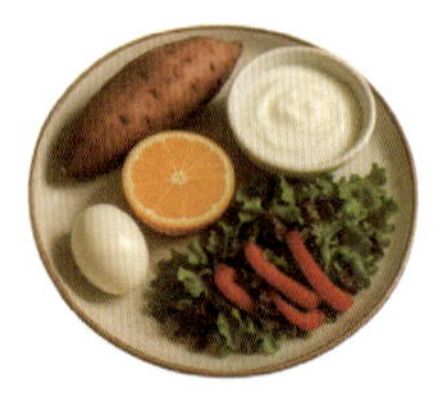

클린식단*을 적용합니다.

저염식이 어려운 상황(단체급식, 외식 등)에서는 하루 중 1~2끼를 가공되지 않은 식재료 중심의 클린식단으로 구성하여, 하루 전체 식사의 염분 섭취량을 조절합니다.

*** 클린식단(자연식단)이란?**
식품의 원형에 가까운 상태로 섭취하며, 인공적인 첨가물이나 정제된 재료의 섭취를 피하는 것이 핵심입니다.

요리 레시피

파인애플볶음밥

열량(kcal)	단백질(g)	인(mg)	칼륨(mg)	나트륨(mg)
555	8	136	470	414
식단적용	개별적용	**저인식**	**저칼륨식**	**저나트륨식**

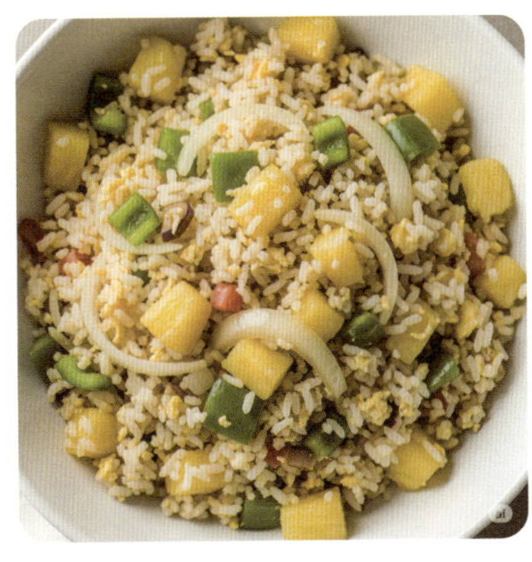

🌿 재료(1인 기준)

흰밥 210g(한 공기)
파인애플 100g(통조림)
양파 40g
청피망 30g
마늘 20g(5톨)
콩기름 10g(2큰술)

👨‍🍳 저염굴소스(소금 1g 이하)

굴소스 9g
설탕 2g
참기름 3g
물 30cc, 다진 마늘, 레몬즙,
후추 약간
+ 카레가루

🍳 만드는 방법

- 팬에 콩기름을 두르고 다진 마늘을 볶아 향을 냅니다.
- 양파와 청피망을 넣고 중불에서 볶아 부드럽게 익힙니다.
- 파인애플을 넣고 노릇하게 볶아 단맛을 끌어냅니다.
- 밥을 넣고 뭉치지 않게 고루 풀어가며 볶습니다.
- 저염굴소스를 넣어 잘 섞습니다.
- 모든 재료가 어우러지면 불을 끄고 접시에 담아 완성합니다.

TIP 임상영양사 조언

- 단백질 섭취량은 개인별로 조정하며, 필요시 쇠고기 40g, 또는 새우 50g(간 새우 소 6마리, 또는 대 3마리)(단백질 1단위 = 8g) 추가할 수 있습니다.
- 칼륨제한식이 아니라면 채소는 기호에 맞게 바꿔 드셔도 됩니다.
- 생파인애플을 사용해도 무관합니다. 통조림 파인애플을 이용하면 칼륨 함량이 줄어들게 됩니다.

채소볶음밥

열량(kcal)	단백질(g)	인(mg)	칼륨(mg)	나트륨(mg)
489	9	193	659	429
식단적용	개별적용	**저인식**	**저칼륨식**	**저나트륨식**

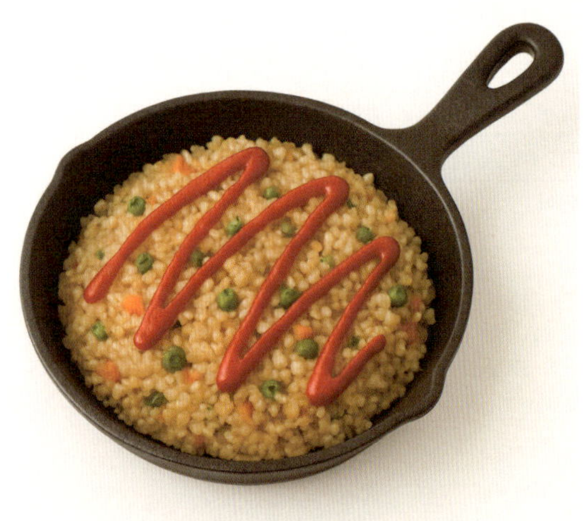

🌱 **재료(1인 기준)**

현미흰밥 210g(현미:백미 = 1:2)

양파 40g

당근 20g

애호박 20g

양배추 40g

대파 10g

완두콩 10g

식용유 10g(2큰술)

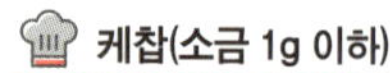 **케첩(소금 1g 이하)**

케첩 30g

🍳 **만드는 방법**

- 팬에 식용유 2큰술을 두르고 대파를 넣어 30초간 볶습니다.
- 대파, 양파, 당근을 넣고 2분간 볶습니다.
- 애호박, 양배추, 완두콩을 넣어 2분 더 볶습니다.
- 밥을 넣고 3~4분간 고루 섞으며 볶습니다.
- 간을 맞춘 뒤 불을 끕니다.
- 완성된 볶음밥을 준비한 케첩과 함께 곁들입니다.

TIP 임상영양사 조언

- 단백질 섭취량은 개인별로 조정하며, 필요시 쇠고기 40g, 돼지고기 40g 또는 새우50g(간 새우 소 6마리, 또는 대 3마리)(단백질 1단위 = 8g)으로 추가해서 드실 수 있습니다.
- 칼륨제한식이 아니라면 채소는 기호에 맞게 바꿔 드셔도 됩니다.
- 완두콩은 단백질 함량이 낮은 콩이며, 통조림을 이용하면 칼륨 양도 줄어듭니다.
- 기름은 만성콩팥병 3단계 환자에게 좋은 열량 공급원입니다. 체중 감소가 고민이라면 하루 식사 중 1~2 끼를 볶음밥으로 바꿔 보는 것도 좋습니다.

만성콩팥병 3단계(GFR 30~59)를 위한 식사가이드

뿌리채소영양솥밥

열량(kcal)	단백질(g)	인(mg)	칼륨(mg)	나트륨(mg)
483	10	255	625	407
식단적용	개별적용	저인식	저칼륨식	저나트륨식

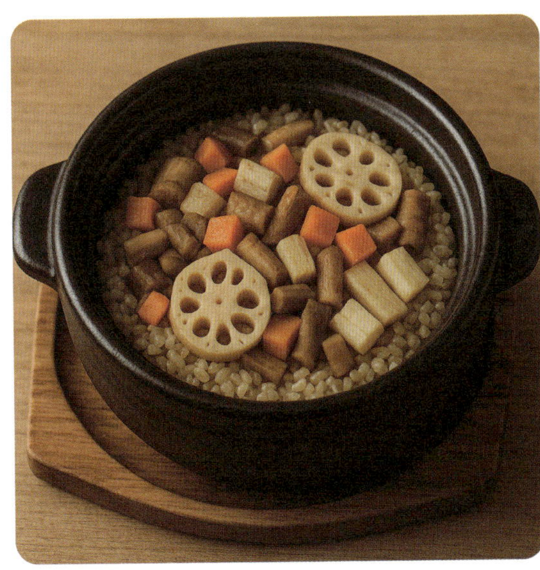

🌱 재료(1인 기준)

현미흰쌀 90g(현미:백미 = 1:2)

당근 30g

연근 30g

우엉 30g

더덕 30g

👨‍🍳 저염매콤간장소스(소금 1g 이하)

간장 7g

들기름 5g

고춧가루 1g

설탕 3g

참깨, 물 소량

🍳 만드는 방법

- 당근은 깍둑썰기, 우엉과 더덕은 채썰고 연근도 모양을 살려 채를 썹니다.
- 솥에 현미 쌀, 흰쌀 당근, 연근채, 우엉채, 더덕을 넣고 밥을 짓습니다.
- 완성된 솥밥에 준비된 저염매콤간장소스를 곁들여 먹습니다.

TIP 임상영양사 조언

- 단백질 섭취량은 개인별로 조정하며, 필요시 전복 70g(중 1개), 문어 50g(단백질 1단위 = 8g) 추가해서 밥을 지은 후 양념장에 비벼 드셔도 좋습니다.
- 백미(쌀) 90g은 쌀밥 210g과 동일합니다.
- 칼륨제한식이 아니라면 채소는 기호에 맞게 바꿔 드셔도 됩니다.
- 저칼륨 식이 중이라면 잡곡 대신 흰쌀을 사용합니다.
- 흰쌀도 칼륨이 있으나 잡곡보다 함량이 낮을 뿐입니다. 흰쌀을 물에 담갔다가 물을 버리고 밥을 지으면 칼륨 함량을 더 낮출 수 있습니다.

잡채덮밥

열량(kcal)	단백질(g)	인(mg)	칼륨(mg)	나트륨(mg)
650	7	218	580	376
식단적용	개별적용	**저인식**	**저칼륨식**	**저나트륨식**

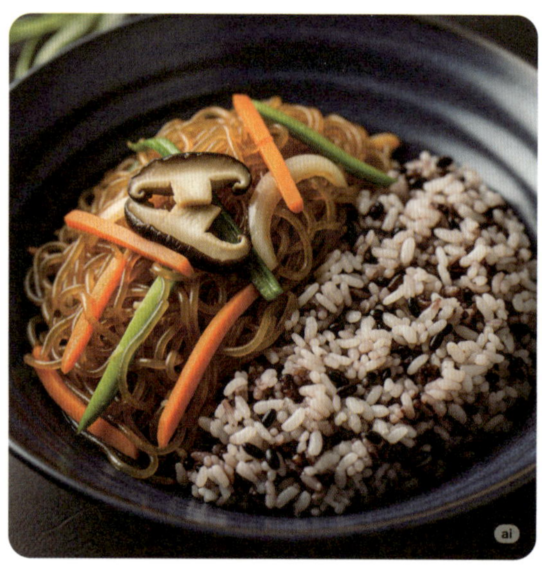

🌿 재료(1인 기준)

흑미흰밥 70g(흑미:백미 = 1:1)
당면(건조) 60g
파프리카 60g(⅓개)
당근 25g
양파 25g
표고버섯 30g(2개)
식용유 15g(3작은술)

👨‍🍳 저염간장소스(소금 1g 이하)

간장 7g
들기름 2g
다진마늘, 파, 참깨, 물 소량

🍳 만드는 방법

- 파프리카, 당근, 양파, 표고버섯을 채 썰어 식용유에 볶습니다.
- 당면을 데친 후 채소를 넣고 들기름, 간장을 넣고 섞습니다.
- 흑미흰밥 위에 채소와 볶아진 당면을 올립니다.

TIP 임상영양사 조언

- 단백질 섭취량은 개인별로 조정하며, 필요시 단백질 1단위로 돼지고기채 40g(단백질 1단위 = 8g) 추가할 수 있습니다.
- 칼륨제한식이 아니라면 채소는 기호에 맞게 바꿔 드셔도 됩니다.
- 당면은 고구마 전분이지만 칼륨과 인 함량은 낮습니다.

곤드레밥

열량(kcal)	단백질(g)	인(mg)	칼륨(mg)	나트륨(mg)
356	7	86	370	364
식단적용	개별적용	**저인식**	**저칼륨식**	**저나트륨식**

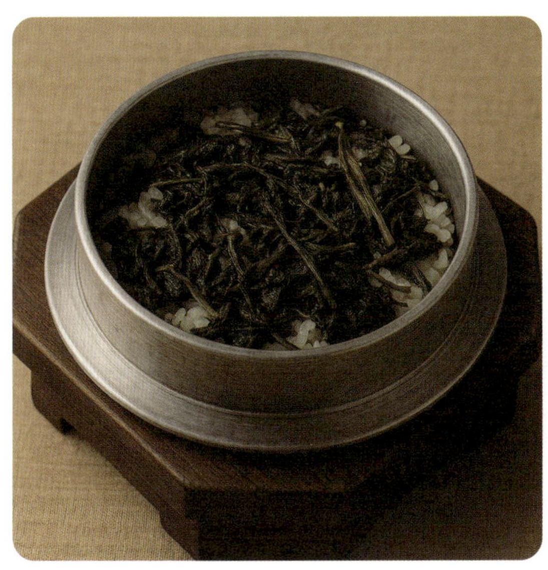

🌱 재료(1인 기준)

건곤드레나물 7g
보리흰쌀 90g(보리:흰밥 = 1:2)

👨‍🍳 저염간장소스(소금 1g 이하)

간장 7g
들기름 2g
다진 마늘, 파, 참깨, 물 소량

🍳 만드는 방법

• 압력밥솥 또는 전기밥솥에 불린 건곤드레나물과 보리쌀, 흰쌀을 넣고 밥을 짓습니다.
• 만들어진 밥은 양념과 곁들여 먹습니다.

TIP 임상영양사 조언

• 단백질 섭취량은 개인에 맞게 조절하며, 필요하면 건곤드레나물밥에 연어·조기·고등어·갈치구이(각 40g)(단백질 1단위 = 8g) 곁들여 먹어도 좋습니다.
• 보리쌀 90g은 보리밥 210g과 동일합니다.
• 건나물이라고 해서 모두 칼륨 함량이 높은 것은 아닙니다. 과일이나 채소를 건조하면 부피가 줄어 섭취량이 많아져 고칼륨 식품이 될 수 있지만, 1회 분량만 섭취한다면 삶아서 말린 경우 오히려 칼륨 함량이 낮아질 수 있습니다. 활용할 수 있는 나물로는 시래기, 건취나물, 건곤드레 등이 있으며 한번 데쳐서 사용하시는 걸 권장드립니다.

채소비빔밥

열량(kcal)	단백질(g)	인(mg)	칼륨(mg)	나트륨(mg)
511	10	172	662	399
식단적용	개별적용	**저인식**	**저칼륨식**	**저나트륨식**

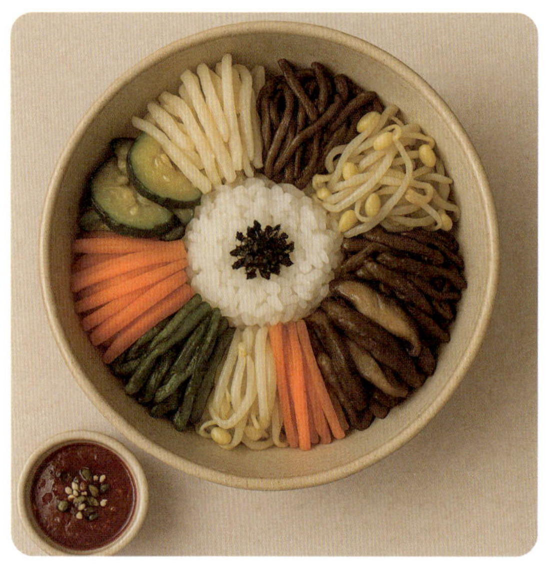

🌱 재료(1인 기준)

흰밥 210g(밥 1공기)

도라지채 30g

고사리 30g

콩나물 30g

당근 20g

애호박 20g

느타리버섯 20g

김가루 약간

콩기름 10g

👨‍🍳 저염고추장소스(소금 1g 이하)

고추장 15g, 설탕 5g

물, 참기름, 양파, 대파, 마늘, 통깨 소량

🍳 만드는 방법

- 밥을 짓습니다. 쌀 90g으로 밥을 지으면 약 210g이 됩니다.
- 도라지, 고사리, 콩나물은 데쳐서 준비합니다.
- 당근, 애호박, 느타리버섯은 채 썰어 볶습니다.
- 밥 위에 준비한 채소와 김가루를 보기 좋게 올립니다.
- 저염고추장소스를 곁들여 비벼서 드시면 됩니다.

TIP 임상영양사 조언

- 단백질 섭취량은 개인에 맞게 조절하며, 필요하면 달걀후라이 55g(단백질 1단위 = 8g) 추가할 수 있습니다.
- 칼륨제한식이 아니라면 채소는 기호에 맞게 바꿔 드셔도 됩니다.
- 채소를 끓는 물에 1~2분 데치고 찬물에 헹구기만 해도 칼륨 30~50% 정도 칼륨 감소가 가능합니다. 위에 제시된 영양성분의 칼륨은 칼륨 제거 후 수치를 반영하였습니다.
- 저칼륨식단 중이라면 시금치, 취나물 등 칼륨이 높은 식재는 선택하지 않습니다.

소보로비빔밥

열량(kcal)	단백질(g)	인(mg)	칼륨(mg)	나트륨(mg)
472	10	182	634	397
식단적용	개별적용	**저인식**	**저칼륨식**	**저나트륨식**

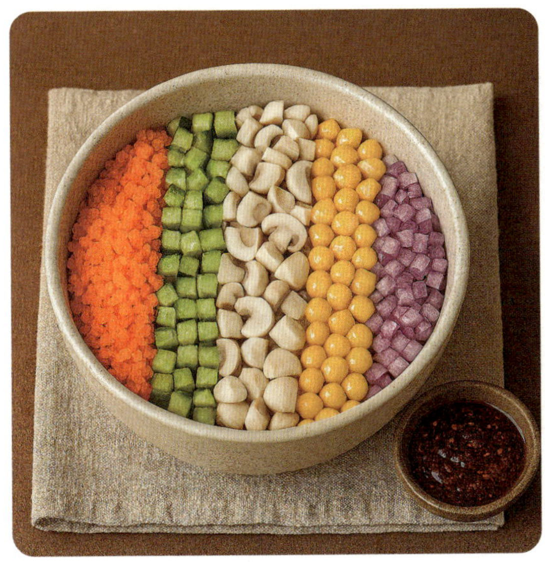

🌱 재료(1인 기준)

수수흰밥 210g(수수:흰밥 = 1:2)
당근 30g
애호박 30g
양송이버섯(통조림) 30g
자색양파 30g
옥수수(통조림) 30g
포도씨유 5g(1작은술)

🍳 저염고추장소스(소금 1g 이하)

고추장 15g, 설탕 5g
물, 참기름, 양파, 대파, 마늘, 통깨 소량

🍲 만드는 방법

- 수수흰쌀 90g으로 밥을 지으면 약 210g이 됩니다.
- 당근, 애호박, 양송이버섯, 자색양파는 잘게 다집니다.
- 옥수수알은 체에 밭쳐 씻어 물기를 뺍니다.
- 팬에 식용유를 두르고 손질한 채소를 각각 볶습니다.
- 수분을 날리며 볶아 소보로 형태로 만듭니다.
- 그릇에 밥을 담고 위에 볶은 채소 소보로와 옥수수알을 올립니다.
- 준비된 소스와 함께 비벼 먹습니다.

TIP 임상영양사 조언

- 단백질 섭취량은 개인에 맞게 조절하며, 필요하면 돼지고기다짐육 40g 또는 쇠고기다짐육 40g 또는 스크램블에그(달걀 1개), (단백질 1단위 = 8g) 추가해서 드실 수 있습니다.
- 칼륨제한식이 아니라면 채소는 기호에 맞게 바꿔 드셔도 됩니다.
- 소스는 취향에 따라 간장소스로 바꿀 수 있습니다.

달래비빔밥

열량(kcal)	단백질(g)	인(mg)	칼륨(mg)	나트륨(mg)
369	10	146	407	367
식단적용	개별적용	**저인식**	**저칼륨식**	**저나트륨식**

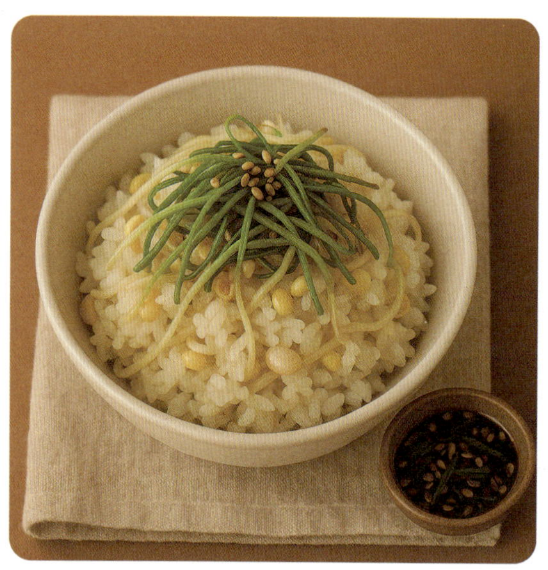

🥗 재료(1인 기준)

달래 45g
콩나물 40g
흰밥 210g

👨‍🍳 저염간장소스(소금 1g 이하)

간장 7g
들기름 2g
다진 마늘, 파, 참깨, 물 소량

🍲 만드는 방법

- 달래와 콩나물(총 85g) 그리고 흰쌀을 준비합니다.
- 달래는 2cm 간격으로 썰어 반은 생으로 반은 밥솥에 넣습니다.
- 압력밥솥에 달래와 콩나물, 흰쌀을 넣고 밥을 짓습니다.
- 완성된 밥에 생달래와 양념장을 넣고 비빕니다.

TIP 임상영양사 조언

- 단백질 섭취량은 개인별로 조절하며, 필요시 쇠고기채 40g(단백질 1단위 = 8g) 추가할 수 있습니다.
- 달래와 콩나물 100g에 각각 칼륨 218mg, 235mg 비슷한 양이 들어 있습니다. 한 가지 재료를 두 배 분량으로 하여 콩나물비빔밥, 달래비빔밥으로 응용해도 되겠습니다.
- 고춧가루는 칼륨 함량이 높아 요리에 많이 사용하지 않지만, 양념장에 소량 사용하는 경우 칼륨 함량은 미미합니다.
- 참기름은 오메가6, 들기름에는 오메가3 함량이 높기에 혈관 건강을 위해 들기름을 이용합니다.

채소주먹밥

열량(kcal)	단백질(g)	인(mg)	칼륨(mg)	나트륨(mg)
465	10	316	590	558
식단적용	개별적용	**저인식**	**저칼륨식**	**저나트륨식**

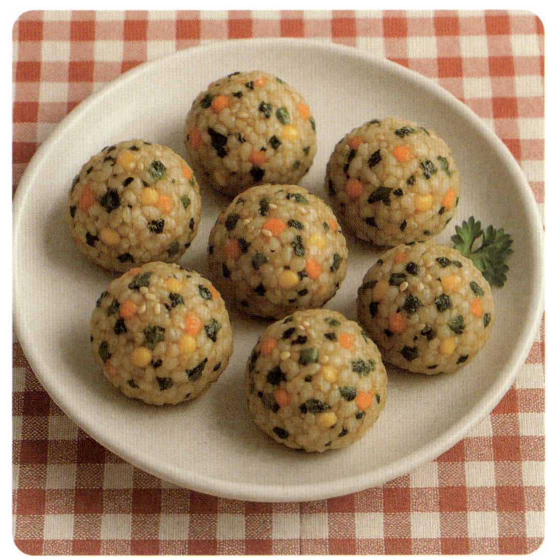

재료(1인 기준)

현미찰밥 210g
캔옥수수 50g(3큰술)
김가루 1.5큰술
주황파프리카 15g
노랑파프리카 15g
초록파프리카 15g
양파 15g

저염소금소스(소금 1g)

소금 1g
참기름 1작은술
통깨 약간

만드는 방법

- 파프리카와 양파는 곱게 다진다. 수분이 많으면 밥이 질어질 수 있으므로 마른 팬에 살짝 볶거나 전자레인지에 30초 정도 데워 수분을 날립니다.
- 큰 볼에 현미찰밥 210g을 담고, 손질한 파프리카, 양파, 캔옥수수, 김가루를 넣는다. 소금과 참기름을 더한 뒤 재료가 고루 섞이도록 잘 비빕니다.
- 손에 물을 살짝 묻혀 한입 크기로 동그랗게 빚는다. 기호에 따라 통깨를 위에 살짝 뿌려 마무리합니다.

TIP 임상영양사 조언

- 단백질 섭취량은 개인에 맞게 조절하며, 필요시 멸치볶음 15g(단백질 1단위 = 8g)을 넣어 멸치주먹밥을 만들 수 있습니다. 단, 멸치는 소금기가 있으므로 소금을 추가로 사용하지 않습니다. 이외에도 다진 쇠고기 40g, 새우 50g(단백질 1단위 = 8g)도 활용 가능합니다.
- 칼륨제한식이 아니라면 채소는 기호에 맞게 바꿔 드셔도 됩니다.

채소초밥

열량(kcal)	단백질(g)	인(mg)	칼륨(mg)	나트륨(mg)
481	9	166	650	545
식단적용	개별적용	**저인식**	**저칼륨식**	**저나트륨식**

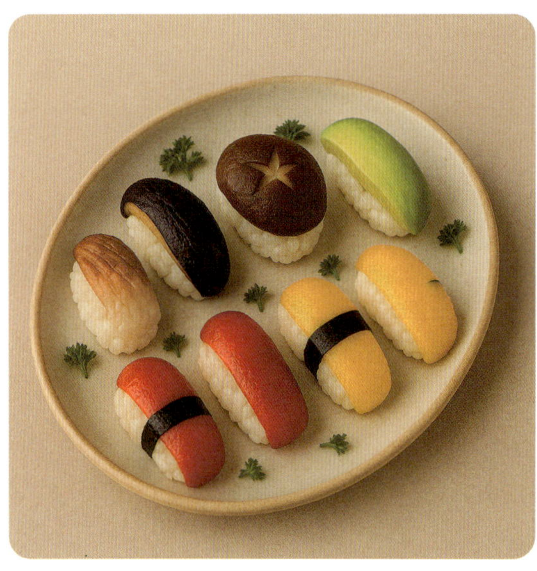

🌿 재료(1인 기준)

흰밥 210g

가지 80g

빨강파프리카 25g

노랑파프리카 25g

새송이버섯 30g

표고버섯 30g

마른김 ½장

올리브유 10g(2작은술)

👨‍🍳 저염초대리(소금 1g)

식초 22g(약 1.5큰술)

설탕 4g(약 1작은술)

소금 1g

와사비 소량

🍳 만드는 방법

- 따뜻한 밥 210g에 식초, 설탕, 소금을 섞은 초대리를 넣고 잘 섞어 식혀 둡니다.
- 가지와 파프리카는 길쭉하게 썰어 올리브유에 구워줍니다.
- 새송이버섯은 전복처럼 칼집을 내어 간장과 기름을 발라 굽고, 표고버섯도 간장에 구워 준비합니다.
- 식힌 밥을 한입 크기로 뭉치고 와사비를 살짝 바른 뒤, 각각의 채소를 얹습니다.
- 김 띠로 마무리하고 접시에 담아냅니다.

TIP 임상영양사 조언

- 단백질 섭취량은 개인별로 조절하며, 필요시 문어살 70g, 전복살 70g(중1개), 조갯살 70g(단백질 1단위 = 8g) 등을 추가할 수 있습니다.
- 칼륨제한식이 아니라면 채소는 기호에 맞게 바꿔 드셔도 됩니다.
- 열량을 늘리고 싶다면 채소를 버터에 구워 사용합니다.
- 와사비간장소스에 찍어 먹을 경우, 초대리는 생략하고 저염와사비간장소스를 준비합니다.

채소김밥

열량(kcal)	단백질(g)	인(mg)	칼륨(mg)	나트륨(mg)
441	9	169	639	446
식단적용	개별적용	**저인식**	**저칼륨식**	**저나트륨식**

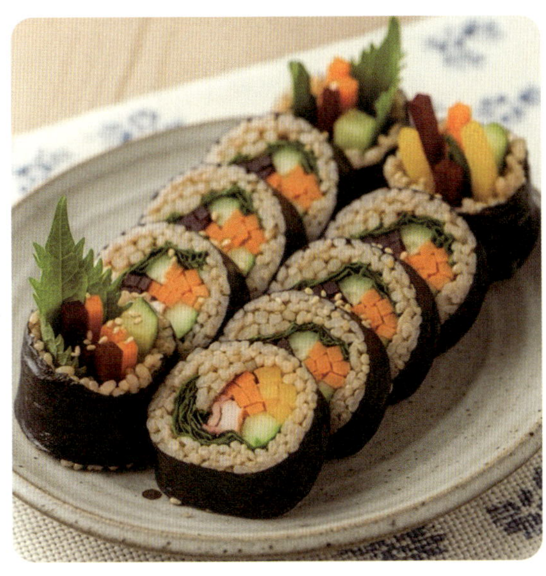

재료(1인 기준)

현미흰밥 210g(현미:백미 = 1:8)

김밥김 1장

비트 30g

오이 30g

파프리카(노랑) 20g

당근 20g

새송이버섯 30g

깻잎 3장

식용유 5cc

저염소금소스(소금 1g)

소금 1g

참기름 5cc

만드는 방법

- 현미흰밥에 소금, 참기름을 넣고 고루 섞어 간을 맞춥니다.
- 비트, 당근, 오이, 파프리카는 길게 채 썰어 둡니다. 깻잎은 깨끗이 씻어 물기를 제거합니다. 새송이버섯은 채 썬 뒤 팬에 기름을 두르지 않고 살짝 볶아 준비합니다.
- 김밥 위에 준비한 현미밥을 고르게 펴 줍니다.
- 밥 위에 깻잎을 먼저 깐 후, 그 위에 채소(비트, 오이, 파프리카, 당근)와 볶은 새송이버섯을 가지런히 올립니다.
- 김밥말이를 이용해 단단히 말아준 후 먹기 좋은 크기로 썰어 접시에 담아냅니다.

임상영양사 조언

- 단백질 섭취량은 개인별로 조절하며, 필요시 달걀 1개(55g)(단백질 1단위 = 8g)을 추가할 수 있습니다.
- 칼륨제한식이 아니라면 채소는 기호에 맞게 바꿔 드셔도 됩니다.
- 밥에 소금을 하지 않고, 저염와사비장이나 저염머스타드소스를 곁들여 찍어 먹어도 좋습니다.
- 열량을 올리고 싶다면 채소를 볶아서 사용합니다.

저염된장찌개와 보리밥

열량(kcal)	단백질(g)	인(mg)	칼륨(mg)	나트륨(mg)
437	17	253	594	386
식단적용	개별적용	**저인식**	**저칼륨식**	**저나트륨식**

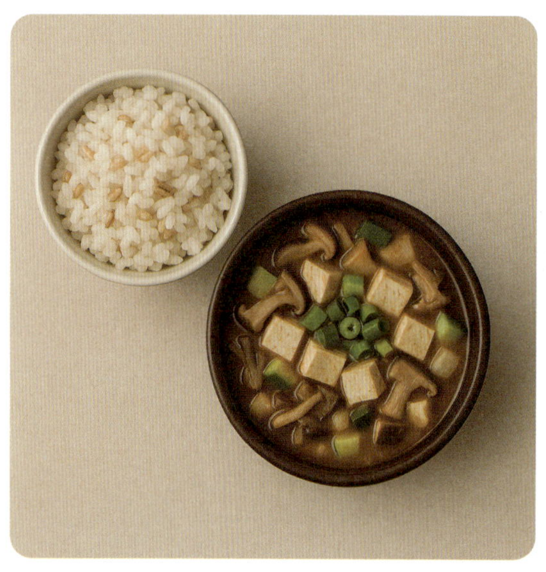

🌿 재료(1인 기준)

보리흰밥 210g(보리:백미 = 1:2)

애호박 40g(⅓개)

느타리버섯 30g

표고버섯 20g

양파 30g

대파 10g

두부 80g

🧑‍🍳 저염된장(소금 1g 이하)

된장 10g

채수: 양파, 파 흰 부분, 무, 표고버섯을 물에 끓
여서 우려낸다.

🍳 만드는 방법

- 냄비에 물 300cc를 붓고 끓는 물에 채소를 넣어 우립니다.
- 끓는 채수에 된장을 풉니다.
- 채 썬 애호박, 양파, 느타리버섯, 표고버섯을 넣고 끓입니다.
- 대파와 두부를 올려 한 번 더 끓인 후 마무리합니다.
- 보리흰밥과 함께 된장찌개를 한 상위에 셋팅합니다.

TIP 임상영양사 조언

- 단백질로 두부 80g(단백질 1단위 = 8g)을 포함하였습니다. 단백질 섭취량은 개인별로 조절하시면 됩니다.
- 채수를 직접 우려도 좋지만 번거롭다면 시중에 파는 채수티백, 비건용 채수티백을 사서 사용하여도 됩니다.
- 소금 양을 맞춘 된장이기에 국물까지 다 드실 수 있습니다.
- 물 양을 줄여 자박하게 끓이면 싱겁지 않고 맛있게 즐길 수 있습니다.

보쌈과 쌈채소

열량(kcal)	단백질(g)	인(mg)	칼륨(mg)	나트륨(mg)
631	20	366	579	431
식단적용	개별적용	×	**저칼륨식**	**저나트륨식**

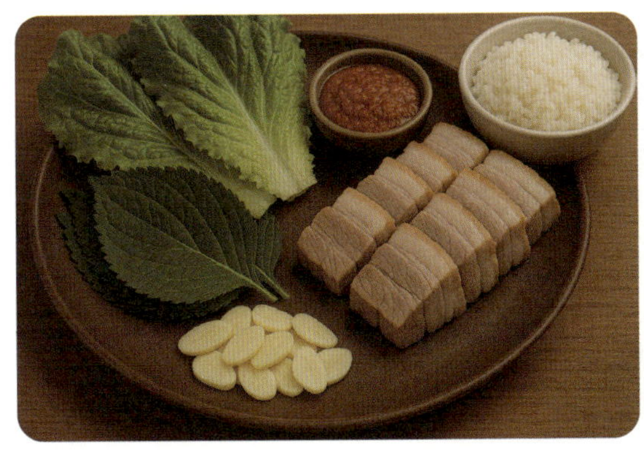

🌿 재료(1인 기준)

저단백햇반 210g(한 공기)
목살 100g
로메인상추 6장
깻잎 6장
마늘 20g(대 4톨)

🍳 저염쌈장(소금 1g 이하)

된장 5g
고추장 7g
풋고추, 양파, 파, 다진 마늘, 통깨
참기름, 물 소량

🍲 만드는 방법

- 목살 고기를 냄비에 삶아 연육 작용합니다. (물, 배, 양파, 대파, 통마늘, 생강, 월계수잎, 통후추의 모든 재료를 냄비에 넣고 끓이다가, 고기를 넣어 중불에서 약 1시간 30분 정도 삶습니다.)
- 로메인상추, 깻잎, 마늘은 편 썰어 깨끗이 세척 후 셋팅합니다.
- 저염쌈장을 준비합니다.

TIP 임상영양사 조언

- 상추는 로메인 상추가 칼륨 함량이 낮습니다. 칼륨 100mg에 로메인상추 6장, 꽃상추 3장입니다.
- 만성콩팥병 3단계 환자는 모두 저단백식을 해야 하므로, 고기가 부담될 경우 식사에 저단백 햇반을 활용하는 것이 좋습니다.
- 고기 연육 시 콜라를 사용하고 싶다면 첨가인이 있어 사용하지 않고, 사이다는 첨가인이 없어 사용할 수 있습니다.
- 고기를 삶으면 인과 칼륨 함량을 낮출 수 있습니다.

삼겹살과 채소구이

열량(kcal)	단백질(g)	인(mg)	칼륨(mg)	나트륨(mg)
650	22	386	555	419
식단적용	개별적용	×	**저칼륨식**	**저나트륨식**

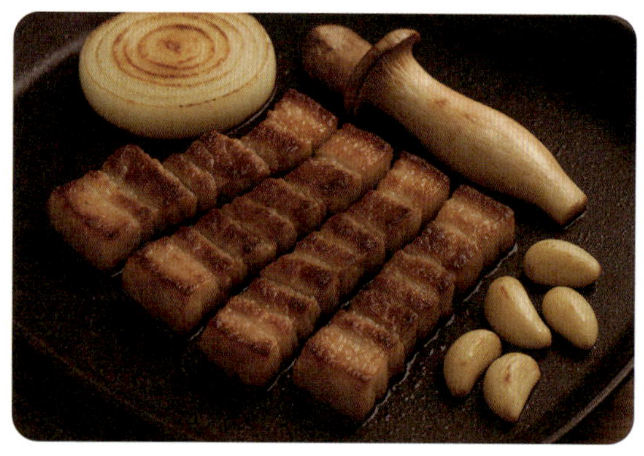

🌿 재료(1인 기준)

저단백햇반 210g(한 공기)
삼겹살 100g
양파 50g(½개)
새송이버섯 60g(1개)
마늘 20g(소5톨)

🍲 저염쌈장(소금 1g 이하)

된장 5g
고추장 7g
풋고추, 양파, 파, 다진 마늘, 통깨
참기름, 물 소량

🍳 만드는 방법

- 삼겹살은 한번 데쳐서 사용합니다. (생 돼지고기 100g = 칼륨 약 300mg)
- 재료를 세척 후 팬에 삼겹살, 양파, 버섯, 마늘을 팬을 달군 후 굽습니다.
- 된장, 고추장을 섞은 후 소량의 풋고추, 다진 양파, 파, 마늘 다져 넣고 통깨, 참기름, 물을 넣고 저염쌈장을 만듭니다.
- 저단백햇반을 전자렌지에 돌려 준비합니다.

TIP 임상영양사 조언

- 비투석 콩팥병 환자가 고기 섭취로 하루 단백질 섭취량이 늘어나는 경우, 일반 밥 대신 저단백 햇반으로 바꾸어 조절하는 것도 좋은 방법입니다.
- 버섯 대신 가지, 애호박 등 기호에 맞는 채소를 구워 사용해도 좋습니다.
- 채소구이 대신 채소쌈으로 대체해도 좋습니다.
- 준비한 저염쌈장과 함께 먹습니다.

볶음쌀국수

열량(kcal)	단백질(g)	인(mg)	칼륨(mg)	나트륨(mg)
651	12	177	637	328
식단적용	개별적용	**저인식**	**저칼륨식**	**저나트륨식**

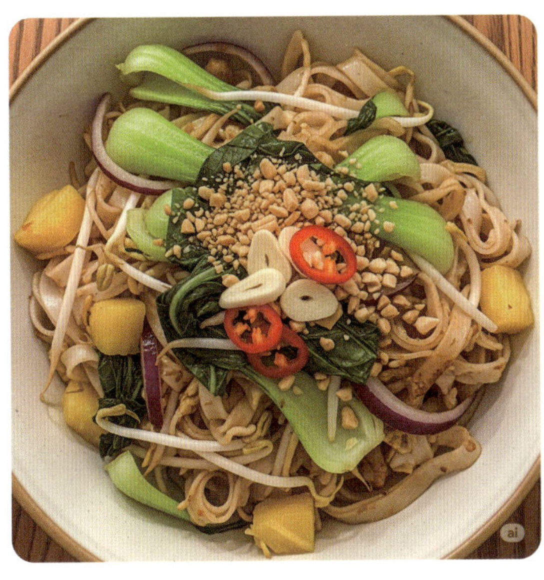

🌱 **재료(1인 기준)**

쌀국수(건조) 90g

숙주 40g

양파 50g

청경채 50g

파인애플 100g(통조림 링 1개)

땅콩 분태 5g

다진마늘 10g

홍고추 20g

고수 약간(취향껏)

식용유 15g

🍳 **저염굴소스(소금 1g 이하)**

굴소스 9g, 설탕 2g, 참기름 3g, 물 30cc
다진 마늘, 레몬즙, 후추 약간

🍳 **만드는 방법**

- 쌀국수를 미지근한 물에 20~30분 불려 물기 뺍니다.
- 양파, 청경채, 파인애플 썰기, 마늘 다지기, 숙주, 땅콩 분태, 고추 준비합니다.
- 저염굴소스를 준비합니다.
- 팬에 식용유를 두르고 마늘, 고추를 볶은 후 양파, 청경채, 숙주, 파인애플 넣고 볶습니다.
- 불린 쌀국수에 저염굴소스를 넣고 고루 볶습니다. 땅콩 분태를 뿌린 후 고수를 약간 올려 마무리합니다.

TIP 임상영양사 조언

- 단백질 섭취량은 개인별로 조절하며, 필요시 단백질은 달걀 1개(55g) 또는 새우 50g(간 새우, 소 6마리) (단백질 1단위 = 8g) 추가할 수 있습니다.
- 칼륨제한식이 아니라면 채소는 기호에 맞게 바꿔 드셔도 됩니다.

알리오올리오스파게티

열량(kcal)	단백질(g)	인(mg)	칼륨(mg)	나트륨(mg)
525	13	152	230	420
식단적용	개별적용	저인식	저칼륨식	저나트륨식

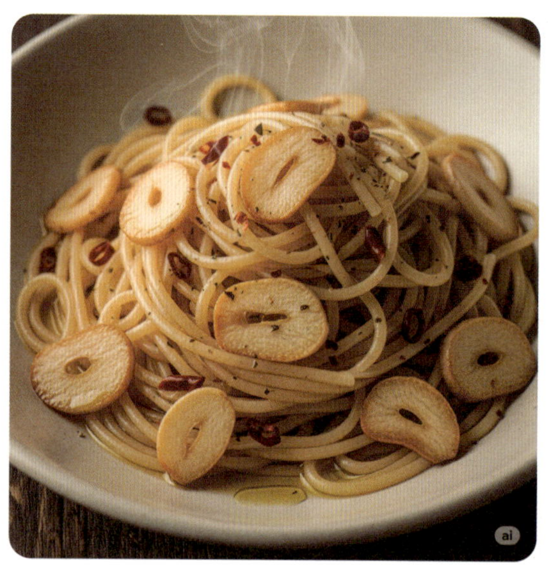

🌿 **재료(1인 기준)**

스파게티면(건조) 90g

마늘편 20g(5알)

엑스트라버진올리브오일 20g

페페론치노(건고추) 3~4개

면수 3큰술

다진 파슬리 1~2g

👨‍🍳 **저염(소금 1g)**

소금 1g(1작은술)

🍳 **만드는 방법**

- 끓는 물에 소금을 약간 넣고, 스파게티면을 7~8분간 삶습니다.
- 면수는 조금 남겨 두고 면은 건져둡니다.
- 팬에 올리브 오일을 두르고, 약불에서 마늘과 페페론치노를 천천히 볶아 향을 냅니다.
- 삶아둔 면과 면수 2~3큰술을 넣고 골고루 섞습니다.
- 소금으로 간을 하고, 불을 끈 뒤 접시에 다진 파슬리를 뿌려 담아 완성합니다.

TIP 임상영양사 조언

- 단백질 섭취량은 개인별로 조절하며, 필요시 새우 50g(단백질 1단위 = 8g) 추가 가능합니다.
- 스파게티에 어울리는 방울토마토를 추가할 수 있습니다. 방울토마토 1회 분량의 20알은 고칼륨이지만 5알만 사용하면 저칼륨 식재가 됩니다.
- 스파게티면은 단백질 함량이 높습니다. (스파게티면, 건조 100g = 단백질 12g입니다.)

비빔쫄면

열량(kcal)	단백질(g)	인(mg)	칼륨(mg)	나트륨(mg)
437	14	154	656	480
식단적용	개별적용	**저인식**	**저칼륨식**	**저나트륨식**

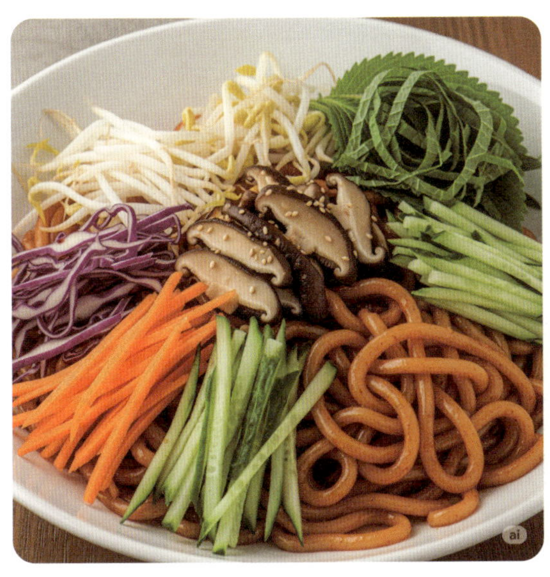

🥗 재료(1인 기준)

쫄면(건조) 90g

콩나물 50g

양배추 30g

당근 20g

오이 30g

표고버섯 10g

깻잎 2장

👨‍🍳 저염고추장소스(소금 1g 이하)

고추장 15g, 설탕 5g

물, 참기름, 양파, 대파, 마늘, 통깨, 소량 + 식초

🍳 만드는 방법

- 쫄면은 삶아서 찬물에 헹궈 물기 제거합니다.
- 콩나물은 살짝 데치고, 나머지 채소는 채썰기 합니다.
- 저염고추장소스 재료를 잘 섞어서 준비합니다.
- 면, 채소, 소스를 잘 비벼서 접시에 담습니다.

TIP 임상영양사 조언

- 단백질 섭취량은 개인별로 조절하며, 필요시 삶은 달걀 1개(단백질 1단위 = 8g) 추가할 수 있습니다.
- 칼륨제한식이 아니라면 채소는 기호에 맞게 바꿔 드셔도 됩니다.
- 영양성분에 단백질함량이 높은 이유는 쫄면 때문입니다. 식빵, 쫄면, 국수는 밥보다 단백질 함량이 높은 탄수화물입니다. (쫄면, 건조 100g = 단백질 9g)
- 면을 국수로 바꾸면 비빔국수로도 즐길 수 있습니다.
- 칼륨제한식 중이라면 채소를 잘게 썬 후 물에 2시간 정도 담근 후 사용합니다.

월남쌈

열량(kcal)	단백질(g)	인(mg)	칼륨(mg)	나트륨(mg)
448	10	80	580	420
식단적용	개별적용	**저인식**	**저칼륨식**	**저나트륨식**

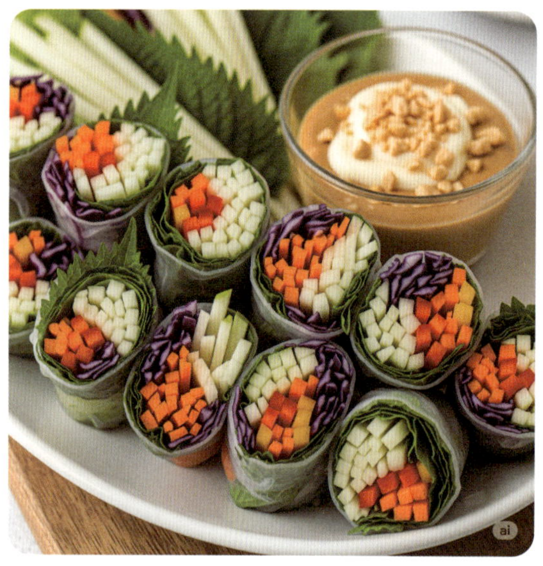

🥗 재료(1인 기준)

라이스페이퍼(대 7장)
적색양배추 40g
오이 30g(¼개)
당근 25g
파프리카 60g(½개)
깻잎 3~4장
사과 50g

🍳 저염월남쌈소스(소금 1g)

스위트칠리소스 40g 또는
땅콩소스: 땅콩잼 15g, 마요네즈 10g, 간장 2g,
　　　　　　레몬즙, 물 1~2작은술

🍲 만드는 방법

- 오이, 당근, 적색양배추, 파프리카, 사과를 채 썹니다.
- 깻잎 3~4장을 준비합니다.
- 라이스페이퍼를 따뜻한 물에 3~5초간 적십니다.
- 도마나 접시에 라이스페이퍼를 펼칩니다.
- 라이스페이퍼 위에 채소와 사과를 올립니다.
- 양 옆을 접고 아래에서 위로 말아 줍니다.
- 스위트칠리소스 또는 땅콩잼 + 마요네즈 소스를 곁들입니다.

TIP 임상영양사 조언

- 단백질 섭취량은 개인별로 조절하며, 필요시 새우 50g 또는 닭가슴살 50g(단백질 1단위 = 8g) 추가할 수 있습니다.
- 고인산혈증으로 인 조절 식단을 하고 있다면 스위트칠리소스를 사용합니다.
- 열량을 높이고 싶다면 채소를 볶아서 사용하고, 월남쌈 안에 쌀국수(버미셀리)를 추가합니다.
- 소스를 땅콩소스로 바꾸면 약 130kcal가 증가합니다.
- 라이스페이퍼 대신 밀전병을 이용해 채소 밀쌈을 만들어도 좋습니다.

채소포케

열량(kcal)	단백질(g)	인(mg)	칼륨(mg)	나트륨(mg)
495	19	414	1178	415
식단적용	개별적용	×	×	**저나트륨식**

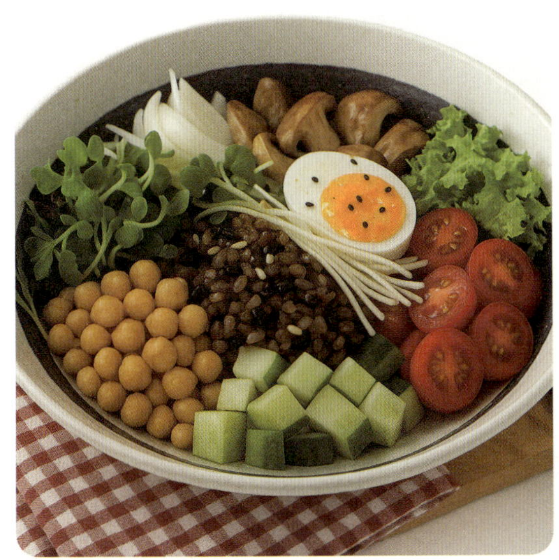

🌿 **재료(1인 기준)**

잡곡밥 140g(밥공기 ⅔정도)

치커리 20g

새싹채소 20g

병아리콩 40g

방울토마토 30g(3알)

양송이버섯 50g(2~3개)

삶은 달걀 반개(25g)

무순 5g(토핑용)

👨‍🍳 **저염오리엔탈소스(소금 1g 이하)**

간장 7g, 식초 5g(또는 레몬즙)

올리브유 5g, 꿀 5g(또는 설탕)

물 소량

🍳 **만드는 방법**

- 양송이버섯을 기름 없이 또는 소량의 올리브오일에 살짝 구워 식힙니다.
- 잡곡밥을 미지근하게 식혀서 그릇에 담습니다.
- 치커리, 새싹채소, 방울토마토는 깨끗이 씻어 준비하고 방울토마토는 반으로 자릅니다.
- 삶은 병아리콩은 물기를 빼고 준비합니다.
- 삶은 달걀은 반으로 잘라 준비합니다.
- 준비한 채소, 병아리콩, 양송이버섯, 달걀을 밥 위에 보기 좋게 올립니다.
- 중앙에 무순을 올리고, 올리브오일·간장·식초를 섞은 드레싱을 뿌려 완성합니다.

TIP 임상영양사 조언

- 단백질 섭취량은 개인별로 조절하며, 필요시 포케와 어울리는 어육류군은 새우살 50g, 연어살 40g, 닭가슴살 50g(단백질 1단위 = 8g) 추가할 수 있습니다.
- 콩과 잡곡은 체내 인 흡수율이 낮으며, 삶는 과정에서 인 함량이 더 줄어듭니다.
- 칼륨 제한식을 적용하는 경우, 잡곡밥 대신 흰밥을 선택하고, 버섯은 양송이 캔을 사용합니다. 생채소는 데치거나 물에 담가 칼륨을 줄이는 방법을 적용합니다.

사과 토르티야롤

열량(kcal)	단백질(g)	인(mg)	칼륨(mg)	나트륨(mg)
613	12	126	499	139
식단적용	개별적용	**저인식**	**저칼륨식**	**저나트륨식**

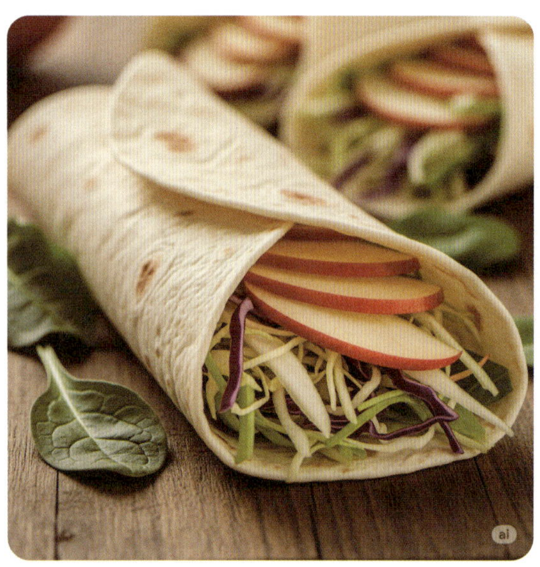

🌿 재료(1인 기준)

토르티야 100g(2장)
양배추채 140g
사과 100g(½개)

👨‍🍳 저염마요소스(소금 1g 이하)

마요네즈 20g
꿀 7g
올리브유 5g
식초, 레몬즙, 물 소량

만드는 방법

- 양배추와 사과는 곱게 채 썰어 찬물에 담갔다가 물기를 꼭 짭니다.
- 작은 볼에 마요네즈, 꿀, 올리브유를 넣고 부드럽게 섞어 소스를 만듭니다.
- 기호에 따라 레몬즙 ½작은술을 추가하면 상큼한 맛이 더해집니다.
- 손질한 양배추채와 사과채를 큰 볼에 담고, 만든 소스를 부어 가볍게 버무립니다.
- 토르티야는 팬에 기름 없이 약불에서 앞뒤로 10초씩 데우거나, 전자레인지에 랩 없이 15초 정도 돌려 부드럽게 만듭니다.
- 데운 토르티야 위에 버무린 양배추와 사과를 얹어 돌돌 말아 완성합니다.

TIP 임상영양사 조언

- 단백질 섭취량은 개인별로 조절하며, 필요시 단백질 1단위(= 8g)는 닭가슴살 40g 또는 달걀 1개 또는 깐 새우(6마리) 추가할 수 있습니다.
- 칼륨제한식이 아니라면 채소는 기호에 맞게 바꿔 드셔도 됩니다.
- 영양소 함량은 칼륨 제거 과정을 하지 않았을 때의 수치입니다. 칼륨제한 식이를 할 경우 사과는 껍질을 벗겨 사용하고, 사과채와 양배추채는 물에 약 2시간 담가 두면 칼륨을 더 줄일 수 있습니다.
- 옥수수토르티야(또띠야), 밀가루토르티야 모두 저인산 저칼륨 식재입니다.

깜빠뉴와 크림치즈

열량(kcal)	단백질(g)	인(mg)	칼륨(mg)	나트륨(mg)
644	19	368	575	487
식단적용	개별적용	×	**저칼륨식**	**저나트륨식**

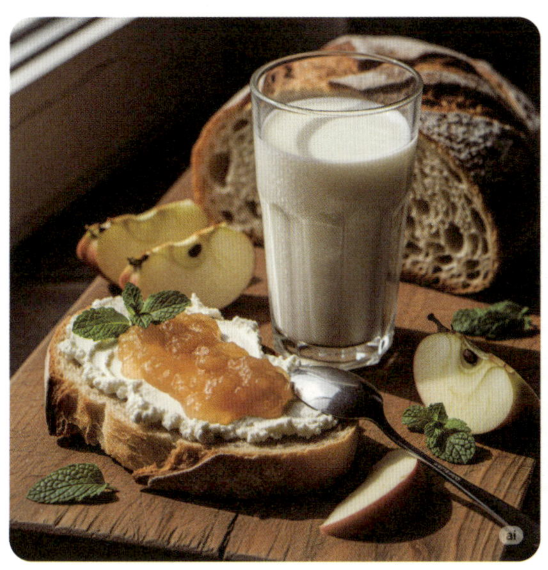

🌿 **재료(1인 기준)**

깜빠뉴 120g
크림치즈 30g
사과잼 40g(2큰술)
우유 200cc(1잔)

만드는 방법

- 깜빠뉴(빵) 슬라이스로 먹기 좋게 자릅니다.
- 크림치즈와 사과잼을 바릅니다.
- 우유 한잔을 준비합니다.

TIP 임상영양사 조언

- 깜빠뉴나 바게트처럼 효모로 발효해 만드는 빵은 인산염 첨가물이 들어가지 않아 상대적으로 인 함량이 낮습니다. 반대로 머핀이나 스콘처럼 베이킹파우더를 사용하는 제품은 그 안의 인산염 때문에 인 함량이 높아질 수 있어 주의가 필요합니다.
- 빵을 선택할 때는 효모로 발효한 빵과 저염 제품을 고르는 것이 좋습니다.
- 체다치즈(노란 치즈, 네모난 치즈, 슬라이스 치즈)는 인 함량이 높으므로, 리코타치즈나 크림치즈를 이용해 보시기 바랍니다.
- 단백질 함량을 줄이고 싶다면 크림치즈 대신 올리브오일·발사믹 소스, 우유 대신 아몬드유 또는 귀리유로 바꿔 사용할 수 있습니다.

옥수수시리얼과 우유

열량(kcal)	단백질(g)	인(mg)	칼륨(mg)	나트륨(mg)
468	11	205	415	580
식단적용	개별적용	**저인식**	**저칼륨식**	**저나트륨식**

🌿 **재료(1인 기준)**

옥수수시리얼 75g
블루베리 100g
우유 200cc(1잔)

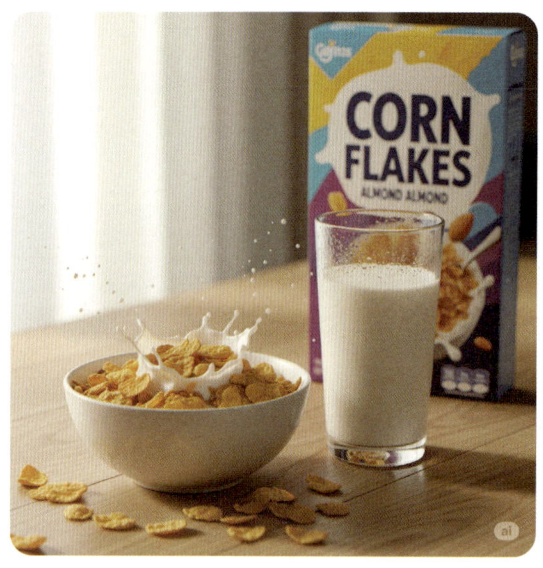

🍳 **만드는 방법**

- 시리얼을 그릇에 담습니다.
- 세척한 블루베리를 시리얼 위에 올립니다.
- 시리얼 위에 우유 1팩을 붓습니다.

TIP 임상영양사 조언

- 옥수수시리얼 100g에는 칼륨 63mg, 인 30mg이 함유되어 있고, 현미시리얼 100g에는 칼륨 225mg, 인 321mg이 함유되어 있습니다.
- 시리얼 75g은 밥 1공기와 비슷한 300kcal를 냅니다.
- 시리얼 100g의 나트륨 함량은 약 450mg 정도입니다. 저염 시리얼도 있으니 참고하시기 바랍니다.
- 블루베리는 저칼륨 과일이며, 냉동블루베리가 생블루베리보다 항산화 영양소 함량이 높다고 알려져 있습니다. 생, 냉동 모두 취향에 맞게 선택하면 됩니다.
- 우유 대신 아몬드유(아몬드밀크), 햄프밀크, 귀리유(오트밀크), 두유 등 다른 우유 대체품을 사용할 수 있습니다.

토스트와 샐러드

열량(kcal)	단백질(g)	인(mg)	칼륨(mg)	나트륨(mg)
422	11	172	377	571
식단적용	개별적용	**저인식**	**저칼륨식**	**저나트륨식**

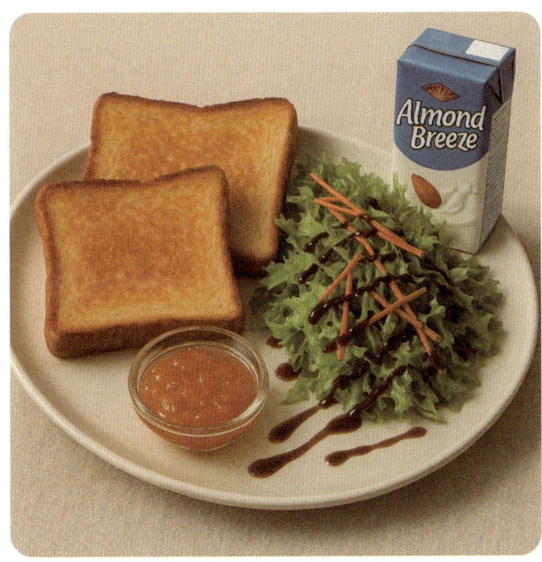

🌱 **재료(1인 기준)**

토스트식빵 100g(2장)
아몬드유 1팩
마멀레이드(오렌지잼) 20g(1큰술)
양상추샐러드
(양상추 30g, 당근채 5g, 치커리 5g)

🍳 **저염발사믹소스(소금 1g 이하)**

발사믹 식초 20g,
식초 2g,
꿀 7g(또는 설탕)

🥘 **만드는 방법**

- 식빵을 토스트기에 노릇하게 굽습니다.
- 팬에 기름을 두른 후 달걀물을 입힌 식빵을 굽습니다.
- 양상추를 깨끗이 씻어 한입 크기로 먹을 수 있게 찢습니다. 당근은 곱게 채 썹니다.
- 발사믹 식초와 식초, 꿀을 섞어 발사믹 드레싱을 만듭니다.

TIP 임상영양사 조언

- 단백질 섭취량은 개인별로 조절하며, 필요시 프렌치토스트(식빵을 달걀물에 담근 후 기름에 구운 빵)을 이용하시면 좋습니다.
- 열량을 높이고 싶다면 토스트기 대신 팬에 버터 또는 기름을 두른 후 구워서 먹습니다.
- 우유 대신 아몬드유를 선택하면 단백질, 인을 줄일 수 있습니다.
- 작은 식빵 1장(= 밥 ⅓공기) 100kcal로 식사량이 부족하다면 식빵을 1~2장 추가합니다.
- 잼을 딸기, 복숭아잼은 칼륨 함량이 높은 잼으로 저칼륨잼인 오렌지잼(마멀레이드), 블루베리잼을 이용합니다.

단호박설기와 우유

열량(kcal)	단백질(g)	인(mg)	칼륨(mg)	나트륨(mg)
483	13	248	602	461
식단적용	개별적용	**저인식**	**저칼륨식**	**저나트륨식**

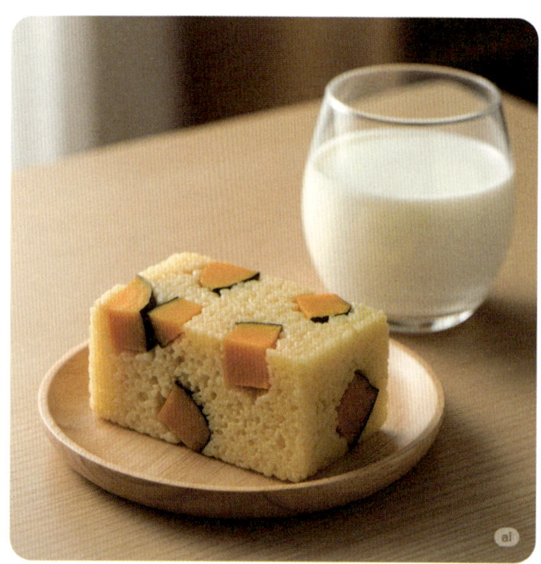

🌱 **재료(1인 기준)**

단호박설기 200g

(단호박 50g포함)

우유 200cc(1잔)

만드는 방법

- 단호박설기와 우유 한 잔을 준비합니다.

TIP 임상영양사 조언

- 단호박설기 150g 대신 가래떡 150g 또는 인절미 9개로 교환하여도 되며 이는 밥1공기에 해당하는 300kcal입니다.
- 떡에는 반죽 시 소금이 첨가됩니다. 저염 떡을 원하면 개별 주문하여 냉동 보관 후 먹을 때 꺼내 해동하는 것도 좋은 방법입니다.
- 칼륨제한식 중이라면 백설기를 이용하는 것이 좋습니다.
- 단백질 함량을 낮추고 싶다면 우유 대신 귀리유, 아몬드유로 바꿉니다.

고칼륨 곡류군을 저칼륨으로 바꾼 메뉴

고구마	저칼륨 고구마 메뉴
	고구마맛탕 고구마샐러드(고구마으깸) 고구마밥(큐브모양+흰밥) 고구마스틱 ※ 고구마 껍질 제거 후 잘게 썰어 칼륨제거법을 한 후 요리합니다.
감자	저칼륨 감자 메뉴
	감자샐러드(감자으깸) 감자채전 메쉬드포테이토(완제품) 감자밥(큐브모양+흰밥) ※ 감자 껍질 제거 후 잘게 썰어 칼륨 제거법을 한 후 요리합니다.
옥수수	저칼륨 옥수수 메뉴
	옥수수시리얼(콘시리얼) 옥수수팝콘 옥수수밥(옥수수알+흰밥) ※ 옥수수알을 칼륨 제거법을 한 후 요리합니다.
도토리	저칼륨 도토리 메뉴
	도토리묵밥 도토리묵무침 도토리묵전 ※ 도토리는 칼륨 함량이 높지만 묵은 칼륨 함량이 낮습니다.

곡류군	빵	떡	감자	고구마	옥수수
	※ 당뇨가 동반된 경우에는 소량 섭취 또는 제한합니다. 저칼륨식이 중일 때는 누룽지, 흰 빵, 흰 떡을 추천합니다.				
어육류군	단백질 보충이 필요할 때가 아니면 추천하지 않습니다.				
채소군	채소스틱	채소즙(= 야채주스)는 추천하지 않습니다.			
지방군	마카다미아 3알	호두 1.5알	아몬드 8알	땅콩 8알	피칸 4~5알
	저칼륨, 저인산식이 중일 때는 적정양만 섭취하세요.				
우유군	우유	두유	귀리유	아몬드유	요거트
	칼슘보급을 위해 1일 1팩 권장드립니다.(단백질 양은 개별화하세요.)				

과일군					
	모든 종류의 과일 가능하며, 하루 종이컵 1컵~2컵 분량으로 섭취하고 당뇨병이 있다면 식후 2시간 후에 섭취하세요.(칼륨 조절 시 고칼륨과일주의!)				
열량 보충군					
	사탕	젤리	카라멜		
기타					
	셔벗	사이다	레모네이드	아메리카노	식혜, 녹차
	당뇨가 동반된 경우에는 아메리카노, 차를 추천합니다.				

만성콩팥병 3단계(GFR 30~59)를 위한 식사가이드

1. 국제·국내 가이드라인 및 학회 자료

- 국제신장학회(KDIGO, 2024) Clinical Practice Guideline for the Evaluation and Management of Chronic Kidney Disease.
- 미국신장재단(KDOQI) Clinical Practice Guideline for Nutrition in CKD: 2020 Update. National Kidney Foundation.
- 유럽신장학회(ERA, European Renal Association).
- 보건복지부, 한국영양학회. 한국인 영양소 섭취기준(2025).
- 대한임상영양학회. 제4판 임상영양관리지침서.

2. 참고 서적

- Clinical Guide to Nutrition Care in Kidney Disease, 3rd Edition. Academy of Nutrition and Dietetics.
- Handbook of Nutrition and the Kidney, 7th Edition. Ikizler TA, Mitch WE. Wolters Kluwer.

3. 국내 식품 성분·영양 자료

- 농촌진흥청. (2025). 국가표준식품성분표 DB 10.3 농촌진흥청 국가표준식품성분표.
- 식품의약품안전처.『외식영양정보자료집』통합판(2012~2017). 식품의약품안전처; 2017.

4. 식품영양분석(요리 레시피)

- 한국영양학회 CAN pro 4.0 program.
- 미국농무부(USDA). FoodData Central.

만성콩팥병
3단계
(GFR 30~59)를 위한
식사가이드

초판 1쇄 발행 2026년 2월 2일

지은이 　젠틀뉴트리
감수 　　권영은·안온화
펴낸이 　이기봉
편집 　　좋은땅 편집팀
펴낸곳 　도서출판 좋은땅
주소 　　서울특별시 마포구 양화로12길 26 지월드빌딩 (서교동 395-7)
전화 　　02)374-8616~7
팩스 　　02)374-8614
이메일 　gworldbook@naver.com
홈페이지 www.g-world.co.kr

ISBN　979-11-388-5385-9 (03510)